当代*经方名家*临床之路

（第2版）

李赛美　主编

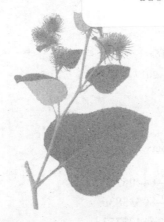

中国中医药出版社
·北京·

图书在版编目（CIP）数据

当代经方名家临床之路 / 李赛美主编 . —2 版 . —北京：中国中医药
出版社，2019.8
ISBN 978 - 7 - 5132 - 5517 - 2

Ⅰ . ①当… Ⅱ . ①李… Ⅲ . ①经方—临床应用 Ⅳ . ① R289.2

中国版本图书馆 CIP 数据核字（2019）第 060363 号

中国中医药出版社出版

北京经济技术开发区科创十三街 31 号院二区 8 号楼
邮政编码 100176
传真 010-64405750
河北新华第二印刷有限责任公司印刷
各地新华书店经销

开本 710×1000 1/16 印张 12 字数 136 千字
2019 年 8 月第 2 版 2019 年 8 月第 1 次印刷
书号 ISBN 978 - 7 - 5132 - 5517 - 2

定价 49.00 元
网址 www.cptcm.com

社 长 热 线 010-64405720
购 书 热 线 010-89535836
维 权 打 假 010-64405753

微信服务号 zgzyycbs
微商城网址 https://kdt.im/LIdUGr
官 方 微 博 http://e.weibo.com/cptcm
天猫旗舰店网址 https://zgzyycbs.tmall.com

如有印装质量问题请与本社出版部联系（010-64405510）

《当代经方名家临床之路（第2版）》
编委会

策　　划	刘观涛	樊粤光	方　宁	
主　　编	李赛美			
副 主 编	朱章志	刘　敏	林昌松	吴智兵
编　　委	彭万年	蔡文就	万晓刚	吴浩祥
	刘晓玲	林兴栋	贾晓林	方剑锋
	王保华	刘树林	黄开颜	刘艳霞
学术指导	邓铁涛	熊曼琪	陈纪藩	彭胜权
	林培政	冯世纶	刘方柏	熊继柏
	郭博信	黄　煌		

当代经方名家临床之路

孙钱隆 题

二○一○年九月

中医师承：没有围墙的"临床大学"

——我们为什么要推行《中医师承》系列丛书与《当代经方名家临床之路》

无论是中医还是西医，医学的生命力在于临床！

然而，现实中的确有不少中医学子，高校内本科、硕士、博士攻读数载，毕业后虽然考取医师资格，却难以在临床中达到"效如桴鼓、游刃有余"的境界，甚至极个别人竟对中医治病的有效性产生怀疑。那么，如何改变这种严峻的情况呢？

其一，任教、带教的老师须是货真价实的"临床家"。 学生们跟随老师学习，如果能够亲眼看到"十拿九稳、药到病除"的临床实效，自然会对中医临床产生浓厚兴趣，乐以学之、勤而求之。而事实上，"博士不会看病""教授疗效平平"的现象并不罕见。所以，很多年来，我借着担任《中医新课堂》丛书主编、《中医师承大学堂》丛书总主编的便利，不断在全国范围内寻找"硬碰硬、实打实"的临床大家。

我一直在想，假若当年张仲景、叶天士等临床大家，能有一支录音笔、一台摄像机紧跟其身，记录下其诊治、思考、带教的全程，留下如同释家的"如是我闻"、儒家的"子曰"，该是何等珍贵！而在中医师承领域，通过对一位临床大师之录音（录像）全记录的编辑出版，《师承讲记》系列（相当于不定期杂志式的系列出版物）将为每位中医学人奉献原汁原味、现场实录的"如是我闻"。

为了让读者亲身感受"临床家风范"，中国中医药出版社将出版他们不同时期"连续不间断、完整不删节"的《临床现场完全实录》（比如"连续抄方30天"），相当于让读者"亲自侍诊抄方，感受真实现场"。医界的人都知道：很多专家是没有胆量把自己的诊疗全程，完全透明地让同行观摩和评议的！而敢于把诊疗现场完全透明地进行公布，是需要艺高胆大的"临床硬功夫"的！多数专家不敢做到这一点！只有敢于出版《临床现场完全实录》的专家，其推出的精选版《临证医案精选》才是真正的精华所在，而无"自我粉饰"之嫌。

其二，任教、带教的老师须是大匠诲人的"教育家"。古人云："大匠诲人，必以规矩。"然而，综观当代医家出版的医著，大多数人没有留下类似徐大椿、张锡纯那样的气势磅礴、系统完整的学术著作。很多人虽然留下著作，但多是零零散散的论文汇编、医案集萃，缺乏完整性、精细度，难以让后人顶礼学习、尊之为师。这些"东鳞西爪"的篇章，并不是系统的传授，并不是如同张锡纯那样"三年期满，皆能行道救人"——而张锡纯的医学著作，既包括"方剂"（《医学衷中参西录——处方编》），也包括"中药"（《医学衷中参西录——药物编》），还包括"理论"（《医学衷中参西录——医论编》）、"医案"（《医学衷中参西录——医案编》）、"经典"（《医学衷中参西录——伤寒编》）。可以说，张锡纯生前亲手撰写的著作，就已经把当代的"大学中医课程"——方剂学、中药学、诊断学（含中医基础理论）、中医内外妇儿（医案）、伤寒杂病论等各科课程，进行了分门别类、条分缕析的全面阐释，而不是留下一堆后人难于解析和学用的医案。

所以，当代的临床家，如果想传教后世，就应该拥有"大学校长之风范"，而不仅是一个学科（如中医妇科学）的专科教授。其作品至少应该包括：

《辨证体系与诊断方法》：把临床家之博大精深的学术体系，首先落实到最简洁、明晰的"辨证元素"上，比如，对"气虚""血瘀"如何认识？如何诊断？常用方药是什么？相当于临床家重新为传承者讲解具有自己特色的"中医基础理论""中医辨证与诊断学""方剂学""中药学"。

对于辨证体系，不仅要突破教科书偏重"宏观"的现状（比如，侧重于寒热、虚实、表里、水湿、血瘀等），而且要挺入临床常用的"中观"层面（比如：湿热证、痰气证、水气证）、"微观"层面（比如：湿热在大肠、血虚水盛）。要对临床常用的证候组合，进行分门别类地阐释，并把辨证最终精细到"方证"层面。同样，对于诊断，也要和宏观、中观、微观的辨证对应起来。举例来说，脉象也要尽量精确到方证。如水证脉，要细分为湿热证脉、三仁汤证脉。

《常用方剂使用指征》：张仲景惯用方和张景岳惯用方，其间天壤之别。熊继柏惯用方和赵洪钧惯用方，也相差甚远。所以，掌握师承老师最常用的100方、200方、300方……是中医学子跟师学习的入门捷径。中医必须讲求辨证论治，然而，即便是大学教材，对于不少方证的阐释，也没有精细地辨析到每个"证"。比如，大学教材《方剂学》把桔梗汤列入"清热剂"之清脏腑热的附方，附在苇茎汤之下，主治肺痈。我认为，对每个方剂的解析，要精细到"辨证的每个元素""诊断的每个元素"，比如：桔梗汤到底属虚属实？属寒属热？属表属里？属血证、属气证、属水证？特别是在临床应用中，其脉为何？舌为何？症状为何？要精细至"药证"：方剂的辨证属性，是如何根据"药证"推导而出？甚至还要进行该方剂与类似方剂（比如湿热类）的辨析。除了方剂，最好也能对常用中药进行解析，并入方剂学或单独撰著《常用中药使用指征》。

《中医各科之病症辨证》：当代中医内外妇儿各科教材，对诸如感冒、头痛、闭经等病症，给出了辨证分型，给出了临床最常见的"证治分类"，非常方便学习者学用。然而，值得警醒的是，有些学生把各科教材当作最重要的宝典，而轻视了辨证、诊法的基础训练。这无异于"舍本求末、本末倒置"！

所以，担当师承重任的临床家、教育家，要给出更加贴近临床、更加详尽实用的各类常见病症的辨证分型，并落实到具体方药。"从辨病症入手""从辨病机入手""从辨方证入手"的辨证论治，"入手"三条路，皆不离辨证论治之核心——病机。

中医实际临床，往往要超出教科书的常规框架，从各种角度入手、用各种方药施治，只要不偏离"病机之靶心"，都是正确的。为了启发中医学习者举一反三、一通百通的临床思维，我倡议临床家们带领弟子做些"一病多解、一病多治"的《师生会诊病案》，以便学习者知常达变，举一反三。

最后，希望每位临床家能够在完成上述工作的前提下，对中医经典做出自己的解读：《伤寒讲记》《金匮讲记》《温病讲记》《本经讲记》《内经讲记》。

此外，临床家此前**所有的音频、视频、论文、论著（独著或合著）的所有学术资料，**均可以由出版社编辑进行重新整理、加工和编辑，整合到《中医师承》系列丛书之中。

总之，每位融临床家、教育家一体的中医师承导师，就是一位"没有围墙的临床大学"的校长。每位"大学校长"的系列著作，会像张仲景、张锡纯一样，培育超过"三千弟子"的广大学生！

其三，创建兼容学徒、学院教育优势的"试验班"。北京大学、清华大学的老校长都曾有言："大学之大，不在于校园之大，而在于大师之大。"而要推出中医界能够担当百年师承大计的临床家兼教育家，则必须由拥有"大学精神"的机构来牵头、来落实。我所在的中国中医药出版社，不但是中医教材出版、医学专著出版的领先者，而且还是新锐出版、现代教育的推动者。近年来，中国中医药出版社致力于打造"中医师承出版基地"，力图把单一信息量的图书出版，扩展为信息量倍增的"图书、音视频、丛书博客、学术论坛一体化"的多媒体互动教育平台。

近年来，我自己一直身体力行地投入到"中医师承教育"的实践和探索之中。漫漫学医过程中，我先后师承多位临床大家，学习中医的临床和理论，对师承教育有着深切体会和感悟。从2005年开始，我所策划的《中医名家 绝学真传》《中医新课堂》《经方师承大学堂》等多套丛书，为未来更加系统、完整和深入的《中医师承》系列做了充足的准备和铺垫。特别是从2007年开始，我积极策划冯世纶教授"经方师承教学班"，三年之内成功举办过五期全国经方临床带教课程（有一年制、三年制），培养五百多名医师学员。这一切都为"中医师承"试验班能够兼容学徒教育、学院教育优势奠定了实践基础。

我一直把自己定位为中医教育工作者。具体来说，就是通过医学编辑和出版的平台，为更多中医临床家，为中医师承教育，为中医高等教育服务。这次，由我等发起策划、李赛美教授主编的这本《当代经方名家临床之路》，其实是《中医师承》系列丛书启动的一个"前奏"。这些笔者万里挑一的临床家、教育家，将作为《中医师承》丛书系列的首批候选作者。在本书收录的这五位经方临床家中，既有"主用经方"的纯粹派：卫生部中日友好医院冯世纶教授、南京中医药大学黄煌教授，也有经方时方兼用的综合派：四川乐山中医院刘方柏主任医师、湖南中医药大学熊继柏教授、山西科学技术出版社原总编辑郭博信医师。今后，我们仍将不断从全国乃至全世界的临床家、教育家中，选择更多适合担当《中医师承》系列丛书的大师级作者，打造中医师承"没有围墙的大学"。

我们希望能够和更多临床家与教育家合一的"国医大师"合作，能够和全国更多高等中医院校有志于教改的部门、师资合作，能够和全国乃至国际更多中医院、研究机构合作，共同把"中医师承教育"推向一个历史的新高度。

刘观涛　2010年11月6日于中国中医药出版社

邮箱：liuguantao@vip.sina.com（48小时内回复）

吾侪乃后学之辈，为 1977 年全国恢复高考后应届高中毕业考入中医院校的首批学生。接受过从本科、硕士到博士中医院校正规的教育与培养；2004 年经过推荐与严格考评，入选国家中医药管理局"全国首批优秀中医临床人才研修项目"，亲聆全国 100 余位顶级中医大家教诲授课，2007 年获"全国优秀中医临床人才"称号及研修项目"优秀学员"称号；尤其在熊曼琪教授指导下，多年来主持全国"经方临床运用高级研修班"，耳濡目染经方名家的风范与临证思路，并主编出版了《名师经方讲录》等系列丛书；从事中医临床工作 28 年，经典（温病学、伤寒论）教学 22 年，担任研究生导师 13 年。较丰富的经历与阅历，始终使自己处于学生与老师角色互换与兼备状态之中。岁月磨炼，学无止境，同时深感前辈的牵引与提携至关重要。学而时习之，传而时授之，蓄而后发之，大概是中医人成长的真实写照吧。

回首过去，曾担任面授的国医大师任继学老、王绵之老，以及经方班顶梁柱——陈瑞春老相继离世，后学常心怀敬畏，更感悲壮！人生苦短而事业未终，尤其大师们一生为之奋斗而积淀的学术精华乃无价之宝，亟待抢救，无可替代！尤其大师亲授之课、亲笔之文、亲述之医理玄机弥足珍贵。仲景之说，言简意赅，由于较少"自注"，才有后世演绎的"学术纷争"；温病大家吴鞠通晓其理，《温病条辨》多尊仲景，但原文则自条自辨，以杜后人强加之说，可谓"计胜一筹"。今流行之作，或速配，或集成，多由弟子或门生编辑或"杜撰"，师傅"被"其说，或"冠"其名，其临床与学术价值"被"否者不在少数。故保留原汁原味、真场实景、口述心授、未被歧义的大师们学术精华、临证心路，以传后学，至为重要，也为难事。尤其大师们大多年事已高，时空难合，资料采集不易。而当今活跃在临床与教学一线的知名专家也是值得珍惜的宝贵资源和待继承的生力军。

吾与观涛先生在学术见解交流之中相识相知。先生思维之敏锐、论说之透彻、执行之快速，尤其超前与超新的理念令人折服！受君启发并由其策划的《当代经方名家临床之路》，以开放、系列丛书形式，进一步挖掘当代经方名家学术精华与传承心路。全稿由名师亲授或执笔，全真版读后感觉"真是太棒了！"若将平日讲座或查房看成是名家学术生涯长河之涓涓细流，弟子对老师的经验体悟、采撷视作朵朵浪花，则是书有如汹涌波涛，是名家心路最精彩、最完整、最真实的呈现。既具史料价值和临床指导意义，又是当今不可多得的学习经典补充读物。

国医大师邓铁涛教授在是书付梓之际，亲笔题字并寄予厚望：有古代经方名师，又有当代经方名师，薪火相传，生生不息，这是中医的大事。尤其当代经方名家继承创新，病证结合，经方活用，方向正确，很有意义。

是书推出，以全国经方班丰厚优质学术资源及广州中医药大学经典临床研究所为平台，以国家级重点学科、国家中医药管理局重点学科、国家级精品课程与国家教学团队为支撑，以国家"十一五"支撑项目"伤寒学术流派研究"为引领；同时，与中国中医药出版社通力合作，资源共享，优势互补，致力于创建融医疗、教育、出版于一体的立体舞台。经典与现代、教育与临床、汇聚与提炼、积累与奉献结合，不辱使命，为推动中医药事业，推广经方运用而尽心力。

撰写前言之时，适逢国家"嫦娥二号"奔月，有言"世上难，难以上青天"，月球可达，青天能上，何言困难乎？"读经典，做临床，拜名师"是当今中医界最响亮的心声。是书出版将成为最好的诠释者与承载者。传承乃中医学术之序！愿您站在名师肩膀上，以《当代经方名家临床之路》为阶梯，拾级而上，青出于蓝而胜于蓝！

李赛美

2010 年 11 月 6 日于广州

目　录

冯世纶

六经辨证治万病
方证对应最尖端

冯世纶 撰文

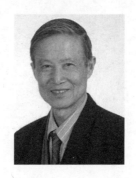

　　冯世纶，卫生部中日友好医院教授、主任医师。中国当代杰出的经方临床家、教育家。1938 年出生于河北晋州，1965 年毕业于北京中医药大学中医系，曾先后任职于北京中医药大学东直门医院、卫生部中日友好医院、北京武警三院。多年来一直从事中医的临床、科研、教学工作，尤其重视中医的继承和发扬工作，先后师承于董建华、赵绍琴、胡希恕等老中医，尤其受胡希恕学术思想影响而专注于经方研究，整理总结了经方大师胡希恕先生的经方研究成果，并考证了经方理论体系的形成，率先提出《伤寒论》属中医独特的经方理论体系，发表了"《伤寒杂病论》是怎样撰成的"等论文，出版了《经方传真：胡希恕经方理论与实践》（修订版）、《胡希恕伤寒论通俗讲话》（以上为中国中医药出版社出版）、《中国汤液经方——伤寒杂病论传真》、《胡希恕讲伤寒杂病论》、《胡希恕病位类方解》、《冯世伦经方临床带教实录》（以上为人民军医出版社出版）、《解读伊尹汤液经》（学苑出版社出版）等专著。用经方治疗内、妇、儿、外、皮肤科等病，药简而效彰。

我走向中医之路，特别是走向六经辨证的经方道路，有着偶然性，也有必然性。我学医并不是由于自己出生于中医世家，而是与小时候我体弱多病及一段让我伤心的往事有关。我小时候生在农村，老百姓生活困苦，一般都看不起病，病得特别重了才去看。我生下来不到半岁就因患中毒性消化不良而差点夭折。我始终不能忘记的是，我的妹妹患麻疹合并肺炎，母亲抱着她步行十几里地找医生看病，但进门后医生的家人却说大夫不在家，结果母亲白跑一趟，只能无奈地又把妹妹抱回家。实际上是怎么回事呢？原来是那个医生一来对这种病没有把握，二来也知道我们家穷，就索性不给看病。母亲把妹妹抱回家没几天，妹妹就死掉了，母亲悲痛不已，半夜的哭声，给当时年幼的我留下刻骨铭心的回忆。妹妹的病，如果放到现在，吃几剂药就好了。但当时对于农村的村医，却是棘手的疑难重症。当时让我深受刺激：哎呀，求医真难！太难了！那时就开始朦胧地想：如果自己懂医该多好呀！

后来，等到我快考大学的时候，记得那是 1957 年，我得了一次流感，所有患流感的同学都被隔离在由校图书馆改建的病房里。校医用西药治疗，老让我们出汗，汗出得连铺板都湿了。经过一星期的隔离治疗，不烧了，算是好了吧，但身上却一点劲儿也没有，而且还严重失眠，过了好长时间，仍是汗出多又睡不着觉。过了几天，我偶然从一本旧杂志上看到一篇文章，介绍中医治疗感冒比西医有优势，于是我就萌生了学中医的愿望。中学毕业选择志愿的时候，我就选报了北京中医学院。

国策兴中医　有幸步入经方之道

　　我终于有机会进入北京中医学院学习中医。能够学中医是很幸运，但也不是一帆风顺的。因中华人民共和国成立后的中医教育刚刚开始，各方面经验在不断地摸索、积累、改进。当时我们的大学教育是中西结合的，很多老一代中医专家都非常重视中医，提出加强中医教育，如有名的"五老上书"，提出加强中医基础教育。这样，我们就多学了一年中医基础课。老一代中医前辈还发出"早临床早实习"的呼吁，实践证明，这对学习中医是很有益的。曾记得在第一次中医实习的时候，宋孝志老师就放手让我用小青龙汤治疗咳喘，结果疗效卓著，让我喜出望外，我写下了自己的第一篇论文"小青龙汤治疗咳喘体会"。现在看来，这篇文章颇显幼稚，但却埋下日后我对经方的执著。

　　我通过在北京中医学院的课程学习和毕业实习，打下了中医、西医的扎实基础，学习了内、外、妇、儿、针灸等各科临床技能。我有幸跟随赵锡武、方药中、焦国瑞、郭士魁等名老中医学习，感受到中医的博大精深，为进一步学习中医和弘扬中医打下了基础。更幸运的是，我毕业参加工作后，所在单位——东直门医院也强调中医继承工作，当时是国家给安排的，现在想起来真是太幸运了！不过，当时年轻的我尚未明确继承的意义。工作期间，我有幸参加了继承工作，先后师承董建华、赵绍琴、张志纯等名老中医，后来又师承胡希恕先生，学了不少老中医的经验。各位名家的临床经验、学术流派，丰富了我的中医知识，开阔了我的临床视野，现在回想起来是非常有益的。与此同时，我还学习了西医临床知识，有幸跟

当代经方名家临床之路（第2版）

随呼吸病专家佟宝乃教授学习，并参与了教学、科研工作，可以说除了中医，我也算对西医学有所了解。这个时期，我还参加了教材编写工作，发表了一些论文和专著，如"中药治疗中叶肺不张 5 例小结""治疗男性不育经验""党参五灵脂治疗慢性气管炎 32 例"及《古今延年益寿方汇萃》《古今养生法 500 例》等。坦率地说，我那时是"半瓶子醋晃荡得欢"，曾时时冒出"中西医结合医者"的自豪感。后来，通过长期的临床与实践，尤其是胡希恕先生带我进入经方之门后，我才真正感到中西医的博大精深，深感每个人进入一个小小的领域都是不容易的，亦认识到中医学术研究问题之多、发展之难，有许多问题需不断探索、研究。

有幸于继承　认识胡希恕经方学术

我于 1967 年开始跟胡希恕老师学习，刚开始跟其抄方的时候就感到特别奇怪，胡老一上午诊治 30 多名患者，每次四诊完后胡老皆谓"此患者为某某方证""此患者为某某方证合某某方证"……因为我熟悉了用教材所讲的脏腑经络辨证，而似乎胡老不用这些常规的辨证方法，跟别的老师不一样。故我好奇而大胆地问："胡老你怎么不辨证论治啊？"胡老笑着说："怎么不辨证论治啊？等我慢慢给你讲吧！"于是胡老就利用星期六、星期天的休息时间为我和其他几位学生讲课，先讲《伤寒论》的辨证施治概念，然后讲方证的应用，当时因为是业余讲课，大家有空就去，没空就间断了。那时候，因为"文革"期间的运动非常多，有时候听几天就间断了，只好匆匆

冯世纶｜六经辨证治万病　方证对应最尖端

忙忙抄录胡老的笔记，以便前后讲课内容能够串在一起。虽然胡老所讲的内容当时未能全部消化，但我听过之后就立刻受到胡老学术观点的影响，随诊虽然不到 3 个月，但感到收获颇大。3 个月以后，我参加了医疗队，住在北京延庆县棒水峪，经常巡诊到西拨子、石峡各村。在那里应用胡老讲过的方证概念，临床治病中小试牛刀，就感到了经方的有效和神奇。我记得非常清楚的是：出诊看一个 11 岁的小姑娘，高烧、恶心呕吐、胃脘疼、卧炕不起，西药用抗生素等治疗不效。我一看像是大柴胡汤证，那时也并无多大把握，但反复思考后，确信就是大柴胡汤证，即大胆开一剂。第二天，我们去巡诊，一敲门，当当当！小姑娘跑出来了："我好啦！"小姑娘面带笑容，我真是喜出望外。过几天，我又治疗一位 60 多岁的老农，他患有尿潴留，前面的几个医生连续导尿，总保留着导尿管，让这位老农深感不便。我看了以后，按照胡老的思路，辨认是五苓散证。于是，我就给他开了五苓散，结果两剂见效。当时的农民无钱买药，为了节省用药，我骑着自行车跑到五里地之外的西拨子，把五苓散的中药压成面，这样，比汤剂疗效好而省钱。结果，五苓散的药面还没吃完，这位老农的尿潴留就好了，导尿管也就拔掉了，再也不需要导尿了。那时候，我在惊喜之余，特意给胡老写了一封信（唯一的一封信），说老师讲的方证经验在临床上非常好使。

以前我在临床上都是用脏腑辨证，我跟随方药中老师实习的时间最长，非常熟悉脏腑辨证。后来，自从我跟胡老学习后，就大多用经方六经辨证了。由于当时的工作关系，我没有机会系统地听胡老再讲。大概过了十年，我才开始又听胡老讲课。那时我担任教学工作，教材不断地改革、改编。我负责中医内科的呼吸系统，如咳嗽、喘、感冒等。传统的教科书，一般把感冒分为风寒、风热、暑湿等证型，而我在编写教材的这部分内容的时候，开始受到胡老学术思想的影响，就有意识地把六经的方证或者六经辨证的内容加进去，并开始在临床教学上应用经方。但是，坦率地说，这个时候自己体会并不深透，加之还有其他繁多的任务、工作，我没有专心精学《伤寒论》。

直到 1978 年，胡老又开始系统讲课了，我于是有机会系统听讲。当时，我看到胡老身体已经不太好了。那时，恰巧日本友人提供了一台当时还很罕见的录音机，于是，我利用这个机会，给胡老的这次系统讲课做了全程录音。很多学者曾经感慨：幸亏有这个录音，让伤寒界人士能够有机会仔细学习胡老研究伤寒的学术思想。那时候，因为胡老的学术观点和"正统派"有较大差异，所以，胡老的论文、论著在当时出版起来非常困难，以至于胡老的一篇论文写完后，某杂志编辑硬要胡老附上"西医式"的对照组的数字统计，否则就不予刊发。而学术专著的发表更是比登天还难。胡老生前仅仅正式发表过一篇论文，说实话，这既有胡老严谨认真，不愿轻易发表论文、论著的原因，也有当时的学术环境、出版环境，无法给胡老提供一个展示的舞台有关。后者的原因，除了胡老身边的学生几乎无人知晓。但胡老对此并不气馁，抓紧一切业余时间给学生们讲课，以便传播经方学术思想。当时，我就想到要把老师的学术成果记录、出版，于是，我就工工整整地把胡老的讲课笔记抄于稿纸，胡老讲课的内容，原本原样地记录、整理出来，等待出版的机会，让后人学习、研讨。但是，我曾经联系过很多家出版社，在当时的环境下没有出版社能够出版。所幸的是，在这个时期，我整理了几篇胡老的学术经验论文，如"黄汗刍议""胡希恕老中医治疗肝炎经验""胡希恕老中医治疗哮喘经验"等，发表在几家刊物上。

冯世纶 | 六经辨证治万病　方证对应最尖端

入室潜心学 切磋探讨经方之理

　　我系统总结胡老的学术思想，重点放在整理他的讲课笔记，整理抄方记录，书稿整理出来了，由于各种原因十多年间未能出版，胡希恕先生的学术观价值几何？胡老只是一位经方临床家，还是一代经方思想家？说实话，我也是心里无底，毕竟当时中医界无人做出任何评价。等了十几年之后，这才在1994年出版了《经方传真：胡希恕经方理论与实践》。此书出版两年后，不断有经方爱好者前来切磋，中医界开始渐渐认同胡老的学术观点。前来学习的读者，有在校大学生、临床中医师，还有不少港、澳、台学生和韩、日、法等国留学生，他（她）们对经方的热爱、对学术的追求，给了我很大鼓励。我越来越感受到，他（她）们是经方的传承者，是未来新一代的"张仲景"。有一位广州的博士生提出了许多问题，其中问到：《伤寒论》第28条到底是去桂还是去芍？我当时按胡老的注解回答，即认同《医宗金鉴》的观点。但事后仔细再读原文，联系到胡老有关"外邪内饮"的论述及"津液与六经病变关系"的论述，认为去桂较为合理。这算是我在继承胡老的学术观点的基础上，开始独立思考和认识经方学术体系。我还从皇甫谧"张仲景论广汤液"中体会到《伤寒论》成书的含义。到20世纪末，系统总结胡老学术思想和经验的著作得以陆续出版。在整理这些著作的过程中，我在临床上反复用，反复体会原文，对经方理解更加深刻，对经方有了比较明确的个人见解，出版了第一部书《经方传真》，但那时自己的独立体会还不太深，而等到第三部书《中国汤液经方》出版的时候，我就有了自己较坚定的看法，认识到《伤寒论》属于中医独特的经

当代经方名家临床之路（第2版）

方理论体系。

胡老对《伤寒论》的研究，是有一个过程的，他费尽一生心血研究经方，他的笔记翻来覆去地修改，几乎无穷无尽。胡老研究《伤寒论》用的是什么方法？说起来既复杂又简单，即重视"原始条文"的研究，其学术观点皆来源于《伤寒论》的原始条文，一条一条地认识，反反复复地认识。在不同的时期，胡老可能对有些条文有不同的认识，甚至差异较大。但通过临床的探索，逐渐又将差异落实到殊途同归的"唯一性"上。对于《伤寒论》《金匮要略》的每一条条文，他总是翻来覆去地思考，结合临床进行验证。对每个方证，胡老都进行前后对照、系统研究，即胡老自谓的"始终理会"的不二法门，用这种方法来认识《伤寒论》、经方的原旨、经方的理论体系。最后胡老得出了不同于"以《内经》释《伤寒论》"的论断：《伤寒论》的六经是来自八纲，《伤寒论》的六经是八纲概念，而不是经络脏腑概念。

我对经方、对胡老的学术思想的认识并不是"当下顿悟"，而是有个过程。我曾对胡老的一个做法感到困惑：胡老在写"辨证论治概要"时，列那么多的原文，让人感到有些啰嗦，太多了，干嘛列那么多的原文啊？后来，自己才逐渐认识到，胡老写这些原文不是随便列的，他是想通过这些原文、条文来说明：六经是怎么来的？比如，为什么太阳病会是表阳证？此外，胡老研究经方的另一方法是研究类证，即把有关方证都列在一起，通过类比来认识一个方证。他不是只据一个条文，而是根据全部相关的条文来研究，做到理论忠实于原文、反映全书内容。

学中医要继承和弘扬，首先是继承。怎样继承呢？那就是必须吃透原文。原文，你得读懂，不是说孤立读懂一条原文，而是要读懂相关的全部原文，这才算是真正读懂。比如对于"伤寒"来说，许多人不认真读原文，而是跟着注家走，跟着名人走。王叔和、成无己、张志聪等这些人，他们以《内经》《难经》来解释《伤寒杂病论》，认为："伤寒，是伤于寒；中风，是伤于风。"其实，如果细读伤寒在病论中的全部"伤寒"条文，你会发现：整部《伤寒杂病论》中，许多包含"伤寒"两字的条文，并不是这种含义。胡老解读"伤寒"二字，不受以往注家的影响，而是反复精读原文，前后对照读原文。伤寒的概念在《伤寒论》的原旨是什么呢？从《伤寒论》第3条可以发现："太阳病，或已发热，或未发热，必恶寒，体痛，呕逆，脉阴阳俱紧者，名为伤寒。"这一条，并没说伤寒是伤于寒，论中所出现的伤寒概念，皆同于这一条，皆是症状反应概念，而不是"伤于寒"的概念。胡老明确指出：伤寒是症状表现、反应，是八纲概念，不是病因概念。

胡老不但给我们留下了宝贵的学术思想，而且留下了更为珍贵的研究经方的方法，指导我们继续探讨经方临床应用，近期我主编的《经方用药初探》即继承其"以方证类药"的方法。

有感于责任　做一代经方传人

胡希恕先生研究经方的资料陆续出版后，引起国内外中医学界的注目，我也因此多次受邀在南京中医药大学、北京中医药大学、河南中医学院（现河南中医药大学，下同）和青海、成都、宁波、台湾等地进行经方学术讲座。2008年11月2日，我还接受了专程来中国的日本东洋学术出版社社长山本胜司的专题采访。这使我感受到，临床界和学术界越来越重视胡希恕先生经方学术思想，很多临床医师开始应用胡希恕先生学术思想来解读经方、运用经方。

我在河南中医学院讲课时，一位青年学生的提问，引起了我的深思。他问到："如像您所说，六经来自八纲，难道六经就那么简单吗？"他的提问带有普遍性，因为近千年来中医界以《内经》解《伤寒论》已成传统，导致了越解越乱，致使经方六经难以理解，让学生们在临床运用中颇多困惑，这也是当代中医界经方运用并不普遍的深层次原因。虽然不少人《伤寒论》在口头上喊得很响亮，但在临床应用中并不广泛，这的确值得中医学界深入思考和反省！

胡希恕先生提出"六经来自八纲"，使得经方的临床应用能够达到"执简驭繁，一通百通"，很多临床工作者如获至宝，临床疗效大为提高。比如，河南某市副主任医师毛进军曾说："应用一些时方或专病专方治疗，虽然针对性较强，辨证也较准确，但疗效并不甚理想，对此，我曾经迷茫过……""自从接触了胡希恕教授的三阴三阳六经（病）及方证思辨治疗体系，以及将胡老的学术思想体系应用于临证实践中，我感到中医辨治进入了一个全新的境界和层次，疗效的确迅速提升。"（见毛进军著《经方活用心法——六经辨治医案实录》）类似毛进军医师的人不胜枚举，他们的临床有效率都得到了较大提升。当然，对于某些不从事临床的中医研究者，胡老的理论虽然便于理解，但也会让他们生疑，因为他们没有临床的体验，难以分辨胡老理论体系的优劣。鉴于此，我感到自己有责任把胡希恕先生研究经方的成果进行传播、弘扬，组建胡希恕学术研究会，带领我的学生们在临床上实证、在理论上提升，不遗余力地宣传、推广胡老的学术思想。

进入 21 世纪以后，我也开始在继承胡老学术思想的前提下，有着更多自己对经方的独立思考，逐渐形成自己的学术观点。胡老在世的时候，对所有经方按照"表、里、半表半里（乃至于阳明病、太阴病）"进行了分类，研究成果汇集在我主编的《胡希恕病位类方解》中。但胡老没有来得及对所有经方按照六经（太阳病、少阳病、阳明病、太阴病、少阴病、厥阴病）进行分类，我通过临床探究，终于对所有经方按照六经进行了分类，研究成果汇集在我主编的《经方传真：胡希恕经方理论与实践》（修订版）中。

我在探讨六经形成上下了一定工夫，特别是对伤寒的千古之谜——"半表半里"理论进行了不断探究。以前这个"半表半里"的概念，有关研究和资料较少。胡老提出"六经来自八纲"，我就不断思考：这八纲怎么变成六经的呢？其中，很关键的是"半表半里"这个概念，有了表、里、半表半里，才形成了六经，才由八纲变成了六经。《伤寒论》148 条："伤寒五六日，头汗出，微恶寒，手足冷，心下满，口不欲食，大便硬，脉细者，此为阳微结，必有表，复有里也，脉沉亦在里也。汗出为阳微，假令纯阴结，不得复有外证，悉入在里，此为半在里半在外也。脉虽沉紧，不得为少阴病。所以然者，阴不得有汗，今头汗出，故知非少阴也，可与小柴胡汤。设不了了者，得屎而解。"其中的"半在里半在外"引起了我的高度重视。对半表半里，胡老在早期所讲和晚年所讲也有较大差异，可见任何学术都是有个逐渐认识、逐步深化，乃至"反复修正、不断更新"的过程。对于《伤寒论》第 148 条的理解，胡老原先认为"可与小柴胡汤"是没错的，但后来他就认为不应该用小柴胡汤，而应该是"可与柴胡桂枝干姜汤"。我记得在 20 世纪 60 年代，我刚跟胡老抄方的时候，也经常见胡老使用柴胡桂枝干姜汤，但是我对这个

当代经方名家临床之路（第 2 版）

方证理解并不特别深透，只是大致知道怎么使用，见到肝炎或妇科病病人，根据口苦、咽干、胸胁苦满，脉象有些虚弱的情况，就用柴胡桂枝干姜汤，但是为什么要用柴胡桂枝干姜汤？进一步的深层次原因我就说不清楚了。

胡老经过反复思考，认为这148条是干什么的？就是解释147条的。《伤寒论》147条："伤寒五六日，已发汗而复下之，胸胁满微结，小便不利，渴而不呕，但头汗出，往来寒热心烦者，此为未解也，柴胡桂枝干姜汤主之。"解释什么呢？"阳微结"。为什么形成阳微结？这是因为"伤寒五六日，头汗出，微恶寒，手足冷，心下满，口不欲食，大便硬，脉细者，此为阳微结"，也就是说，是因为津液伤得厉害了，所以出现了大便干。注意，这种大便干并不是由于热，它跟阳明病大承气汤证的大便干并不一样，大承气汤证的大便干是因为热灼津液，而这个大便干则是由于津液逐渐损伤而致，没有热的原因。是因为虚寒得厉害了，而不是热的原因，所以这时候的大便干就成为"阳微结"。因是"阳微结"，用小柴胡汤就不对了，它已经是半表半里的阴证，而不是半表半里的阳证了，所以胡老的观点就变了，对于148条中的"可与小柴胡汤"原文，胡老认为"用小柴胡汤不如用柴胡桂枝干姜汤贴切"。实际上就是否定了用小柴胡汤，肯定了用柴胡桂枝干姜汤。胡老认为：148条主要在讲由半表半里阳证变成半表半里阴证，即由少阳病变为厥阴病，这就提示我们进一步认识半表半里的阴证，也就是厥阴病。也提示我们学习《伤寒论》的时候，学习条文是头等重要的事情，绝对不能投机取巧走捷径，要把每一条原文联系临床进行反复思考。

我在伤寒治学的道路上，也继承胡老的这种"探赜索隐、临床求证"的精神，通过很多年反复研读原文、反复对比同类条文，对

冯世纶｜六经辨证治万病　方证对应最尖端

"半表半里"和"柴胡桂枝干姜汤"有了自己的独立体会。柴胡桂枝干姜汤是治什么的？是治半表半里的阴证，也就是厥阴病。

我拜读了杨绍伊的《伊尹汤液经》，进一步明确了《伤寒论》是由《论广汤液》而成，并由其考证得知，汉前的《汤液经法》用八纲理论进行辨证论治，并无"半表半里"概念，到了东汉张仲景以后才产生"半表半里"概念；汉前的《汤液经法》虽有六经名，但无六经提纲内容。由此考证，我坚信六经的形成当在东汉，是因加入"半表半里"概念才由八纲形成六经。于是，我把这些自己的心得体会写成文章，加入注解胡希恕先生的论著中，既宣传了胡老研究经方的成果，也激励自己更深入地独立思考、精研经方。我的经方之路，能够有机会师承胡老，真是人生之万幸。当然，我也接触了不少其他门派，感觉各有所长，各有特色。然而从对临床疗效的提高上，我认为，胡老的经方体系，无疑是最有实效的。实践是检验某个学术派别的唯一标准。学习经方，要参考其他学科，参考其他学派，经方和时方并不对立，而是相互补充。我有幸跟随了好多名老中医学习，比如说焦树德老师治疗痹症，就是"时方派"运用经方进行专科研究，这给我很大的启发，后世许多学派或名家，其学术渊源多来自经方。

最后，我想和大家说点肺腑之言：大家都津津乐道于胡老做学问的严谨，不少人劝胡老发表论文、出版专著时，他总是说："再等等吧，我还没有考虑成熟"，固然有当时的学术环境不容胡老发表论著的罕为人知的特定背景，但也的确反映了胡老内心深处做学问的严谨风范。现在，我也是深有体会，越是深入研究经方，就越感觉有很多的问题没有考虑成熟、透彻。真可谓是"经方越学，问题越多"。我最近正在写一本关于经方的新书，内容是探讨经方用药规律，写作中，我和助手们就遇到了好多问题，比如说关于六经、八纲，胡老说"中医辨证是先辨六经，继辨方证，临床运用大致如此"。但是，辨了六经以后，辨方证就要把每个方证都归属六经，多数方证还算好归，但有些方证归起来就左右为难，似乎既可以归入这经，也可以归入那经，颇让我们感觉困难。面对这些问题，我们感觉到，真是越学感到问题越多，真是学无止境啊。这里再次体会到胡老回答"还没考虑成熟"的真正含义。比如说，五苓散属于什么方证？归于哪一个经？有人说，它属于太阳病；有人说，属于太阳阳明合病；还有人说，属于太阳阳明太阴合病……众说纷纭，如同盲人摸象一样，或许每个人都真实触摸到大象的某一部分，但或许都不全面完整。所以，对于经方的探讨，是没有止境的，需要一代又一代的经方学人不断努力，才能渐渐接近真理的本质。

方证是辨证的尖端

　　方证是由方药和证候以八纲为基础对应的理念，它起源于神农时代，逐渐积累丰富，至汉代产生了六经辨证，形成了完整的六经辨证理论体系，经方、《伤寒论》的主要内容及六经辨证理论，都是由方证发展而来。经方之源，始于方证，它既属基础理论，亦属临床证治。因此，认识方证，是学好《伤寒论》、认清六经实质的关键。

　　学习《伤寒论》的主要功夫，重在掌握各个方证，后世许多经方家对此皆有论述，如陈修园在《长沙方歌括》中指出："大抵入手

冯世纶｜六经辨证治万病　方证对应最尖端

功夫，即以伊圣之方为据，有此病，必用此方……论中桂枝证、麻黄证、柴胡证、承气证等以方名证，明明提出大眼目。"因此，辨方证是六经辨证、八纲辨证的继续，是更具体、更进一步的辨证，中医治病有无疗效，其关键，就在于辨方证是否正确。方证相应是临床治病取效的前提，故经方大师胡希恕先生，把辨方证称之为最高级辨证，把辨方证称之为辨证的尖端，并指出家传秘方亦属辨方证，谓："众所周知，农村常有以家藏秘方专治某病者，虽于辨证论治毫无所知，但于其秘方的应用，确心中有数（掌握适应证）因而往往有验。不过读者于此必须注意，凡是有验方剂，无论用者知与不知，若分析其主治（即方证），则均属六经八纲的细目，这是可以断言的。"辨方证的科学性、学术价值，不但为遵用方证理论者所证实，而且也为不遵用其理论者所反证。如日本的"小柴胡汤副作用死亡事件"，震惊日本，耐人寻味，汉方研究者栗岛行春指出："让慢性肝炎、肝硬化等患者长期服用小柴胡汤，发生间质性肺炎、死亡，是由一个追求名利的医师发表论文开始的……是不学习中医理论，只用西医的病名来决定处方的结果，是研究失败的根本，而把责任诿过于小柴胡汤有副作用，是错上加错。"更强调了"让没有了小柴胡汤方证的患者，长期服用小柴胡汤"是造成间质性肺炎的根本原因。《伤寒论》是中医经方辨证论治体系，更讲求辨方证，全书主要讲辨方证，第 317 条方后附"病皆与方相应者，乃服之"，这是后人的注释，是对方证的认知。论中对小柴胡汤的用法有明确说明："血弱、气尽、腠理开，邪气因入……往来寒热，休作有时……小柴胡汤主之。服柴胡汤已，渴者属阳明，以法治之。"早已明确指出，没有小柴胡汤方证就不能服用该方药。"小柴胡汤副作用死亡事件"的发生，主要原因是不辨方证，以血的教训说明了辨方证的重要性、科学性。

由于经方的方证来自临床实践，不论是经方派，还是时方派，都注重其应用和研究，对其认识也就不断深化，逐渐认识到方证的科学性。如沈自尹认为："从广义上说，以汤方辨证亦属辨证范围，故称之为方剂辨证……以药物的系统——方，来调节病理的系统——证，寻找方剂效应值的一体化，就是方剂辨证的含义所在……一定意义上说，它可概括整个辨证施治的内容。"这里很清楚地指出了，辨方证不是简单的对号入座，而是更详细、更具体、更全面的辨证论治。不少人认识到了辨方证的重要意义，中药治病，不在用药味多少、药量轻重，而在方证相适应、对应。如何天麟说："在临证处方时，一般认为对'症'下药疗效较好，实际亦不尽然。笔者曾治一女孩，因感寒而发热喘咳，脉浮，苔白，初投小青龙汤加杏仁两剂，热平，咳减，但喘仍作，小便甚少。二诊见原方已效，乃加茯苓利水，服后病不减而尿仍少。三诊，前方去麻黄续服，喘咳止，小便亦畅。岳美中治一妇女，慢性肾炎，血尿、尿频、腰痛，投猪苓汤三剂而愈。月余，病又复发，因虑其虚，增入山药一味，病反转重，复用猪苓汤原方而效。后病再复发，又增海金沙一味，竟又不效，再用猪苓汤原方而效。于此获得更大启发，正如《沈括良方·自序》所说：药之单用为易知，药之复用为难知。世之处方者，以一药为不足，又以众药益之，殊不知药之有相使者、相反者、有相合而性易者，可知方有常方，法无常法，在辨证论治基础上，执一法不如守一方。"是说辨方证一定要准确，加减用药也要像桂枝加桂汤那样要对证，而不是对症、对病。

我国历来重视方剂和其适应证的研究，后世方如潮涌出现，皆是证明，如《千金要方》《和剂局方》《太平圣惠方》等，其内容主要是讲方证。《伤寒论》因不但有方证经验，而且还有完整的理论体系，因此在国内外广为传播，尤其对日本汉方医学影响深远。日本明治维新时期，决策者要取消汉方医，当时身为西医的汤本求真先生，眼看着亲生女儿因腹泻用西药治疗无效被夺去生命，因之悲愤感慨不已，转而发奋学习经方（初读《医界之铁椎》），临床应用效如桴鼓，并结合临床体验，著成了《皇汉医学》，于是使日本的汉方医学重振旗鼓，使方证对应派成为日本的主流派。也有人从临床和实验室探讨了方证对应关系。如伊藤嘉纪通过五苓散方证的研究认为：五苓散方证的病理状态，是渗透压调节点的降低，其利尿作用是通过调整调节点来恢复水液代谢正常的。给正常人和动物服五苓散看不到利尿现象，如让人和动物出大量汗，造成津伤表虚出现五苓散方证后，再给服五苓散，则看到明显的利尿作用。因而，认为五苓散与五苓散方证之间，存在着特异的方证对应关系。藤平健在论述出血病的治疗时指出，中医的处方，是由几个生药组成发挥独特治疗效果的方剂，这个处方可看作一个齿轮，而出血病表现各种症状，这些不同的症状好似不同的齿轮，两者如能紧密咬合，则可使疾病很快治愈，如两方面的齿轮咬合不紧，就像汽车中的齿轮咬合一样，齿轮不合，则汽车不能开动。也就是说，治病方药不对证，治疗也就无效。

近治愈眩晕一例感触颇深：2007年10月17日，82岁老妪患起则头眩，到某大医院急诊，CT、B超、心电图等查未见异常，而静脉输入丹参等药，同时给服多种中成药、西药，花去两千多元，得到的结果是起则仆地，头破血流，无奈找中医诊治。我仅根据患者的症状特点，判定为苓桂术甘汤方证，给服一剂效，三剂愈。此事引人深思，深感有关《伤寒论》的科学内涵值得探讨。"伤寒"的

当代经方名家临床之路（第2版）

主要核心科学内涵，当是六经、八纲及方证所形成的辨证理论体系（其中还有痰饮、瘀血、水毒、七情、六淫等致病因素），应用于临床百试百验，国内外称奇，显示了其科学性。章太炎盛赞"《伤寒论》为吾土辨析最详之著作"，认为"中医之胜于西医者，大抵《伤寒论》为独甚"，主要是因经方以疾病反映出的症状和用药反应规律，总结治病经验，这些在汉代以前道家医学就积累了丰富资料，张仲景的伟大功绩是"撰《伤寒论》避道家之称"，方证名但以某药名之，更突出的是弃五行理念，而只用八纲来总结症状、方证经验，从而使方证更能反映疾病的实质和标准化，使其理论更具科学性。

冯世纶六经辨证临证实录五则

高建忠　山西中医学院第二中医院

余　晖　首都医科大学附属北京中医医院

◆ 经方治愈反复发烧 4 年患儿

笔者临证喜用经方，但总感不悟经方真谛。因拜入当代经方大家冯世纶门下，日日侍诊于侧。老师先辨六经，继辨方证，诊治处方，并然有序。近治一 4 岁男孩，反复高烧 4 年，使用经方 4 剂而愈，经方的魅力得到淋漓体现。原案实录，供同道参阅。

【案例一】李某，男，4 岁。2010 年 3 月 6 日初诊。

患儿自出生 10 个月左右开始反复发热，经多方中、西药物治疗，但一直未能控制高烧。为了给孩子治病，全家由农村搬到北京居住。每隔三五天可以没有任何原因就发烧，而且一发病就是高烧，又特别难以控制。经多家三甲医院门诊及住院检查，皆考虑呼吸道炎症性病变。来诊时诉昨晚无明显诱因，又出现发热，体温 38.6℃，服"退热药"汗出热退，今晨体温又上升至 39.6℃，遂慕名就诊于冯世纶老师门诊。刻下症见：发热，鼻塞，流涕，四肢厥冷。舌尖红，舌苔白，脉浮紧数。辨六经属太阳、阳明合病，辨方证属大青龙加薏苡败酱桔梗汤证。处方：生麻黄 18 克，桂枝 10 克，炒杏仁 10 克，炙甘草 6 克，桔梗 10 克，生薏苡仁 18 克，败酱草 18 克，生石膏 45 克，生姜 15 克，大枣 4 枚。1 剂，水煎服。嘱当晚先服四分之一量，温服后盖棉被。见微汗，停后服；无汗，继服四分之一量。停用其他药物。

2010年3月8日二诊：上方第一次服药后未见汗，但小便增多，体温有所下降（仍然39.4℃）。继服第二次、第三次皆未见汗，待第四次给患儿服下最后的四分之一，即一剂药服尽，午夜汗出，体温恢复正常。患儿安睡，次日白天玩耍如常。至晚上体温又开始上升，达38.8℃，未服退热药。刻下症见：发热，咽干，口干欲饮水，纳食减少，大便尚调，鼻流浊涕，精神欠佳。舌质红，口唇红如妆，舌苔白，脉细滑数。辨六经属少阳、阳明合病，辨方证属小柴胡加石膏汤证。处方：柴胡24克，黄芩10克，清半夏15克，党参10克，桔梗10克，炙甘草6克，生石膏60克，生姜15克，大枣4枚。1剂，水煎服。服法同前。

2010年3月10日三诊：服药后仍有发热，但只用中药，不需用退热西药即能控制。发热前有恶寒，精神明显好转，纳食尚可，鼻流浊涕。舌苔转黄，脉浮弦数。辨六经属三阳合病，辨方证属柴胡桂枝汤合白虎汤证。处方：柴胡24克，黄芩12克，清半夏15克，炙甘草6克，桂枝10克，生白芍10克，生石膏100克，知母12克，生山药10克，党参10克，桔梗10克。1剂，水煎服。

2010年3月11日四诊：昨晚服药后汗出，热退。今日已无发热，精神好，纳食尚好，大便调。仍有鼻塞、口干。舌苔白，脉浮紧数。辨六经属太阳、阳明合病，辨方证属麻黄杏仁薏苡甘草汤证。处方：生麻黄10克，生薏苡仁30克，炒杏仁10克，炙甘草6克，败酱草30克。1剂，水煎服。

药后诸症悉退，痊愈。

【体会】本案患儿反复高烧4年，实属罕见。用经方短期能治愈，体现了经方六经辨证及辨方证的科学性。四诊而愈，实属不易。

治病要先辨六经，继辨方证

发热本属常见病症，中医治疗每每应手而效。但临证不乏难治者，常使医者恨无良方、效方可用。从治疗过程中可以看出，本案患儿确属难治者。从辨六经来看，本案始终以阳明病为主，外合太阳、少阳。在冯世纶的六经辨证思维中，大青龙汤证、麻黄杏仁薏苡甘草汤证属"太阳阳明病方证"，薏苡附子败酱散证、白虎汤证属"正阳阳明病方证"。本案首方用大青龙汤"解太阳表，清阳明里热，并祛在表之水湿"，合用薏苡附子败酱散去附子"清热、排脓、消肿（鼻流浊涕）"。二方用小柴胡加生石膏汤加桔梗。据冯世纶经验，"外感表解而热不退"多现小柴胡加生石膏汤方证。三方用白虎汤合小柴胡汤合桂枝汤。因里热重，生石膏"若不大量用则无效"，故用至100克。桂枝汤"既是发汗解热汤剂，又是安中养液调和营卫之方"，"本方药力微薄平稳，既非大热，又非大汗之药，合理应用桂枝汤是一种养胃增液的发汗、止汗法，是驱邪不伤人的"。面对连续病理性发热、药物性发汗后的患儿，这种用药法是可贵的。四方所用麻黄杏仁薏苡甘草汤加败酱草取其发越湿气，清利阳明为治。

方证对应要重视煎服法

本患儿高烧反复发作近4年，造成的原因与治疗不当不无关系。滥用抗生素甚至激素自是原因之一，而中药药不对证，过用清热解毒及发汗退热，也是原因之一。

冯世纶临证非常强调对方证对应的认识，指出对方证对应的认识，不但要仔细品读《伤寒论》的条文，更重要的是在临床中不断总结经验。《伤寒论》"随证治之"即教导后学者要做到方证对应，证药对应。不但是证与方对应，更强调证与药对应；不但是药味的对应，更重要的是药量的对应。本患儿所用大青龙汤，麻黄用18克，本是成人用量，为了便于掌握，嘱其服四分之一，见汗即"止后服"。但该患儿服了四分之三仍不能汗出热退，直至服下全剂，方见汗出。也就是说，麻黄18克是他的适应量，18克才达到方证对应。不是每个人、都用到18克，是要看到具体的证。这一用药规律法则，不但见于《伤寒论》各方证，更详见于每方后药物的煎服法。患儿来北京后，也曾找过不少名医治疗，开始亦见效，后来就不见效。其中原因之一，一次门诊开7剂药，服1剂药，证已变，再服是药，药已不对证，不但无效，反而有害。冯世纶遵照经方用药原则，每诊处一方一剂，方随证转，随证治之，务在做到方证对应，证药对应，这是使病愈的重要原因。

值得一提的是，本案患儿年仅4岁，久病，连续发热，在用大剂汗法、清法的治疗过程中并没有出现明显的饮食异常和精神异常，热退后身体状况同步复原，这与方证相合、组方合理是分不开的。

◆ **抽丝剥茧辨方证**

【案例二】陈某，男，76岁。2010年3月10日初诊。

多年来失眠，腹胀，伴见纳差，时有心慌，发际生疮（湿疹），口不干，有口苦、大便干。舌苔黄腻，脉大。辨六经属太阴、阳明合病，辨方证属黄连阿胶汤合外台茯苓饮方证。处方：黄连6克，阿胶珠10克，清半夏15克，党参10克，陈皮30克，枳实10克，茯苓12克，焦白术10克，黄芩6克，炮姜6克，三七粉2克（分冲）。7剂，水煎服。

2010年3月17日二诊：纳食、睡眠有所好转，腹胀减轻，心悸、心慌明显。舌苔白腻，脉细结。辨六经属太阳、太阴、阳明合病，辨方证属炙甘草汤方证。处方：炙甘草12克，党参12克，麦冬15克，生地黄15克，麻子仁10克，桂枝15克，阿胶珠10克，茯苓15克，生姜15克，大枣4枚。7剂，水煎服。

2010年3月24日三诊：心悸减轻，纳食尚可，腹胀不明显，大便偏溏，口微干，不苦，发际湿疮此起彼伏。舌苔白腻，脉细结。辨六经属太阳、阳明、太阴合病，辨方证属桂枝甘草龙骨牡蛎汤合黄连阿胶汤加薏苡附子败酱散合赤小豆当归散方证。处方：黄连6克，阿胶珠10克，莲子心3克，生薏苡仁18克，败酱草18克，桂枝15克，炙甘草6克，生龙骨、生牡蛎各15克，连翘12克，赤小豆15克，当归10克，茯苓12克。7剂，水煎服。

2010年3月31日四诊：发际湿疮明显减轻，睡眠进一步好转，大便偏溏。用方加强温补太阴之力，上方去茯苓，加炮姜6克，党参10克。7剂，水煎服。

2010年4月7日五诊：患者说："这几天是我两年来身体最好的状态。"发际湿疮基本消退，纳食较好，脘腹无明显不适，精神较好，睡眠尚欠佳，大便不爽，口微干。舌苔白，脉沉弦滑。辨六经属太阳、阳明、太阴合病，辨方证属桂枝甘草龙骨牡蛎汤合黄连阿胶汤合外台茯苓饮方证。处方：桂枝10克，炙甘草6克，生龙骨、生牡蛎各15克，黄连6克，黄芩6克，阿胶珠10克，莲子心3克，党参10克，陈皮30克，炮姜6克，清半夏15克，生姜15克，大枣4枚。7剂，水煎服。

2010年4月14日六诊：睡眠渐好，余无明显不适。苔白，脉沉弦滑。辨六经属太阳、阳明、太阴合病，辨方证属桂枝甘草龙骨牡蛎汤合黄连阿胶汤方证。处方：黄连3克，黄芩6克，阿胶珠10克，桂枝15克，炙甘草6克，生龙骨、生牡蛎各15克，远志10克，菖蒲10克，茯苓15克，莲子心3克，陈皮30克。7剂，水煎服。嘱药后无明显不适即可停药，停药后怡情养生。

【体会】本案患者高龄久病，病情较为复杂。前后六诊，服药42剂，医患配合良好，疗效极为明显。整理本案，体会如下。

关于六经病的传经

传统解读《伤寒论》，"传经"即邪气由某经进入另一经，是一个很重要的概念，有"循经传""越经传""表里传"等诸多概念。对于病情单纯者，这种传经理论似也符合临床。但是，对于部分病情较复杂者，若拘守"传经"之说，经常有牵强之感。如本案中，病涉太阳、阳明、太阴三经证，一诊为太阴、阳明合病，二诊为太阳、太阴、阳明合病，三诊为太阳、阳明、太阴合病等，很难用传经理论去解释。冯世纶指出，"六经"本不是"经"，不能用"经络""脏腑"概念去理解。临证辨六经是依据人体患病后所反映出来的症状特点来辨出，就是客观存在，没必要用过多的"理"去推测可能与不可能。关于这一点，实际上涉及"六经实质"这一问题。冯世纶在《解读张仲景医学》一书中引用经方大师胡希恕先生的一段话来阐明六经实质："基于八纲的说明，则所谓表、里、半表半里三者，均属病位的反映；则所谓阴、阳、寒、热、虚、实六者，均属病情的反映。临床实践说明，病情必反映于病位，而病位亦必因有病情的反映而反映，故无病情则亦无病位，无病位则亦无病情，以是则所谓表、里、半表半里等证，同时都必伴有或阴、或阳、或寒、或热、或虚、或实的为证反应。同理则所谓阴、阳、寒、热、虚、实等证，同时亦都必伴有或表、或里、或半表半里的为证反应。由于寒、热、虚、实从属于阴阳，或无论表、里，或半表半里的病位上，均有阴阳两类不同的为证反应，这样三个病位，两种病情，则证为六，亦即所谓六经者是也。"

关于复杂方证的辨别

以表、里、半表半里定病位，以阴、阳、寒、热、虚、实分病性，由此辨出六经，进而辨出方证，这就是临证中的辨证论治。《胡希恕讲伤寒杂病论》一书中指出："中医治病有无疗效，其主要关键就是在于方证是否辨得正确。"同时也指出："不过方证之辨，不似六经八纲简而易知，势须于各方的具体证治细观而熟记之。"可见，辨证论治中最重要同时也是最有难度的在于辨方证。而对于久病、杂病来说，方证往往并非单一，对这类复杂方证的辨别就更是不易了。

以六经提纲证为基础，结合具体症状表现，先辨六经，继辨方证，此为常。而在复杂方证的辨别中，必须知常达变，因为方证复合，常常使每一方证都不表现为常态。同时，影响患病的很多因素也会影响到具体方证常态的表现。如冯世纶在《解读张仲景医学》一书中指出："仲景治病，所谓辨证论治，重在辨八纲、六经，但影响人体患病的还有很多因素，如气血、饮食、瘀血、痰饮、水湿等，因此，还须辨气血、瘀血、痰饮、水湿等，这种辨证论治思想，详细地体现在辨方证中。"

如本案中，若根据六经提纲证衡量，似乎六经病的辨别都不典

当代经方名家临床之路（第2版）

型。而具体到每一方证的辨别，也多有"捕风捉影"之嫌。之所以出现这种情况，是由于六经病的复合、方证的复合等多种因素的彼此影响而成。而真实的临证辨证论治，也往往如是。

对本案辨证论治的梳理

患者初诊以失眠、腹胀为最主要症状。腹胀、纳差，脉不浮、不弦，苔腻，提示病位在里。结合便干、口苦，似有阳明之嫌，但口不干、脉不实，提示此腹胀属太阴。在太阴方证中，外台茯苓饮方证与本案较合，冯世纶在《中国汤液经方》一书中指出："本方治心下痞硬、逆满、食欲不振确有验，加半夏增橘皮用量尤良。"失眠，伴见心慌、口苦、便干、苔黄，似有少阳半表半里之嫌，但脉不弦，结合腹胀属里，仍辨为阳明里证，属治疗虚烦心悸不得眠的黄连阿胶汤方证。二诊以心悸为突出症状，结合脉细结，以及患者高龄体衰，辨为太阳、太阴、阳明合病炙甘草汤方证。冯世纶早年将炙甘草汤方证列入太阴病，近年随着临证体会、思考，认为炙甘草汤方证当属太阳、太阴、阳明合病。三诊以发际湿疮为显，考虑病在太阳，结合失眠、腹胀，辨为外寒内饮的桂枝甘草龙骨牡蛎汤方证，同时合用治疗疮痛属太阴的赤小豆当归散及疮疡属阳明的附子薏苡败酱散。本诊辨证用方最难、最杂，前两诊为其做了一定的铺垫。四诊、五诊、六诊基本是前三诊基础上的调整。

综观本案，病涉三经，方证复合多变，六诊处方极尽变化，但每诊皆效，终收全功。方证辨证的规范性、灵活性、有效性，在本案中得到淋漓体现。

◆ 面瘫因于少阳阳明合病

【案例三】阎某，男，52岁。2010年4月9日初诊。

患者因出差劳累后又吹空调，于1天前突发左侧面瘫，左耳疼痛、听力减退。诊见：左侧面瘫，口向右歪，左眼不能完全闭合，左耳疼痛、蒙堵感，左耳听力减退，口舌干燥，咽干咽痛，口苦口干。伸舌居中，舌苔白腻，脉弦细。辨六经属少阳、阳明合病，辨方证属小柴胡加生石膏、桔梗汤证。处方：柴胡24克，黄芩10克，清半夏15克，党参10克，炙甘草6克，生石膏45克，桔梗10克，生姜15克，大枣4枚。1剂，水煎服。

上方服1剂，次日见病情平稳，咽痛尚明显。治疗加重清泻阳明力量，上方加生薏苡仁18克，败酱草18克，连服8剂，面瘫完全恢复，咽痛已，无口干口苦，唯余左耳听力减退、蒙堵感，耳微痛。药后正值冯世纶外出讲学，无法诊治，遂就诊耳鼻喉专科医生，诊为"左耳感音神经性聋"，告知听力恢复难度较大，需治疗3个月至半年以观察疗效。给予中药治疗，处方为龙胆泻肝汤加减，其中用到了牛黄、麝香等。不料服药后腹痛较甚，当晚去医院急诊，查尿常规中潜血阳性，但其余相关检查未见异常，肌注"阿托品"后腹痛止。遂停服上方，于2010年4月20日再次请冯世纶诊治。诊见：面瘫恢复，尚有左耳微痛，耳堵，听力欠佳，微咳，口不干，大便先干后溏，舌苔白腻，脉弦细。辨六经属少阳、阳明、太阴合病，辨方证属小柴胡加生石膏、桔梗、薏苡仁、败酱草、细辛、夏枯草方证。处方：柴胡15克，黄芩10克，清半夏15克，党参10

克，桔梗 10 克，炙甘草 6 克，生石膏 45 克，细辛 10 克，夏枯草 10 克，生薏苡仁 18 克，败酱草 18 克，生姜 15 克，大枣 4 枚。3 剂，水煎服。

上方服 3 剂，诸症俱失，左耳听力恢复，痊愈。

【体会】一般见到面神经麻痹，大多要用全蝎、白僵蚕、牵正散类，本案未用此而很快治愈，值得深思。经方"治人"不"治病"。没有疾病、病人，也就不存在医药、医生、医事。于是，医生所用的药物、技术都是为治病而设的，这一认识似乎也是必然正确。西医常用的抗生素、手术，确实都是针对疾病使用的。但冯世纶老师在临证中反复强调，中医是一门"治人"医学，经方重在"治人"而不是"治病"，经方治疗的是"患病的人"，而不是"人患的病"。冯世纶在《中国汤液经方》中指出："患病人体之所以有六经八纲这样一般的规律反应，其主要原因，当亦不是由于疾病的外在刺激，而是由于人体抗御疾病机制的内在作用。"同时指出："中医的辨证论治，其主要精神，是于患病人体一般的规律反应的基础上，讲求疾病的通治方法。"是"适应人体抗病机制的一种原因疗法"，对疾病的认识上，重视患病机体的内在作用；在疾病的治疗上，重视患病机体的抗病作用，亦即自我康复能力。冯世纶临证中始终体现着这种经方"治人"的理念。

耳窍疾病多见少阳病

对于耳窍病变，以《黄帝内经》为基础的"医经派"多从脏腑、经络角度认识，认为其急性病证多与肝胆病有关，治疗也常取用治疗少阳病的柴胡剂。而以《伤寒杂病论》为集大成的"经方派"是以八纲、六经为认识工具的，认为耳窍病变多属于半表半里证，实证多为少阳病。《胡希恕讲伤寒杂病论》在讲解263条时指出："少阳病，就是半表半里之阳证，阳热在胸腹腔间，半表半里之处，既不可入里，又不可出表，只可向上行于孔窍之间。"《伤寒论》在263条中提到"口苦""咽干""目眩"，在264条中提到"两耳无所闻""目赤"等，皆属于孔窍病变。对耳病的治疗，不考虑神经、病毒，不考虑内耳、外耳，从半表半里之少阳病入手，治疗采用柴胡剂之和法，顺应人体疗病的自然良能，此即经方的治病之道。

对小柴胡汤的再认识

传统认为，小柴胡汤是治疗少阳经腑受邪、枢机不利的主方，是体现"和法"的代表方剂。临床广泛用于外感、内伤诸病证，广泛用于多种发热性病证、消化系统病证、精神情志类病证，以及呼吸系统病证、妇科病证等。冯世纶认为，如此认识、解读、使用小柴胡汤，似乎也符合临床。但从方证对应角度来看，则有掌握较难、疗效不确之弊。冯世纶主张以八纲解读六经，辨方证以处方，执简驭繁，疗效确切。

所有病变都有病情反应的病位，根据病位辨出表证、里证或半表半里证。所有病变都有正邪相争，根据这种相争中正气所表现的太过与不及而辨出阳证或阴证。根据病位与阴、阳的组合即可辨出太阳、阳明、少阳、少阴、太阴、厥阴六经。再根据寒、热、虚、实及相应症状，进一步可辨出方证。小柴胡汤适用于小柴胡汤方证，小柴胡汤方证属于少阳病方证，临证当首辨少阳病。少阳病即半表半里阳证，对其辨识，冯世纶在《解读张仲景医学》一书中提出两个要点：一是"热郁于半表半里，既不得出表，又不得入里，势必上迫头脑，则口苦、咽干、目眩，乃是自然的反应，故凡病见有口

当代经方名家临床之路（第2版）

苦、咽干、目眩者，即可判定为少阳病"。二是"故少阳病之辨，与其求之于正面，还不如求之于侧面，更较正确。即要辅以排除法，因为表里易知，阴阳易判，凡阳性证除外表里者，当然即寓半表半里阳证，也即少阳病"。而对小柴胡汤方证，冯世纶也指出其辨证要点："半表半里热证或见口苦、咽干、目眩、胸胁苦满、纳差者。"

本案中，口苦、咽干、耳痛、耳聋，显为热郁于半表半里而上迫所致，结合脉象弦细，辨为少阳病小柴胡汤方证无疑。同时，患者又有明显口干、咽痛，考虑有阳明内热，故进一步辨为少阳、阳明合病之小柴胡加生石膏、桔梗汤方证。柴胡用 24 克，乃从"方中柴胡用半斤，分三服，每服相当于八钱"（《胡希恕讲伤寒杂病论》）而来。次日加生薏苡仁、败酱草，为增强清泻阳明之力。末次处方加细辛意在"振郁滞之气"以化里饮开清窍。方证相合，而收全效。

◆ 疑难面痛，证在何方？

【案例四】韩某，女，80 岁。2010 年 3 月 8 日初诊。

右侧颜面部阵发性疼痛 2 年余，触碰即痛，呈刺痛。西医诊断为"三叉神经痛"，给予口服"卡马西平"等药物及口服中药治疗，效果欠佳。伴见睡眠极差，晚上咽干、盗汗，入睡后小腿易"抽筋"，足冷，纳食尚可，饮食不慎易腹泻。右侧颈部淋巴结肿大。无口苦，无尿频，无心下痞满。舌苔白，脉细弦。

辨六经属太阳、少阳合病，辨方证属柴胡桂枝汤加生石膏方证。处方：柴胡 12 克，黄芩 10 克，清半夏 15 克，党参 10 克，桂枝 10 克，白芍 10 克，炙甘草 6 克，生石膏（同煎）45 克，生姜 15 克，大枣 4 枚。6 剂，水煎服。

2010 年 3 月 15 日二诊：疼痛减轻，诸症明显好转。舌苔白，脉细弦。上方加生龙骨、生牡蛎（同煎）各 15 克，苍术 10 克。6 剂，水煎服。

2010 年 3 月 22 日三诊：疼痛进一步减轻，睡眠基本正常，盗汗止，颈部淋巴结肿大减小，口中和，舌苔白，脉细。上方加吴茱萸 10 克。6 剂，水煎服。

此后又复诊 2 次，上方稍作调整，继服 12 剂，临床治愈。

【体会】

关于辨证选方

患者高龄，"三叉神经痛"病史已经 2 年有余，当属难治之疾。如从脏腑、经络辨证考虑，可能会想到脾气虚弱、肝郁血虚、肝经血瘀、胆经痰滞、风痰阻络等，用方可能会选用补中益气汤、四物汤、逍遥散、血府逐瘀汤、补阳还五汤、温胆汤等方合用牵正散方加减化裁（前医即如此治疗）。冯世纶在本案中，直接用经方六经方证辨证法，认为病不在里而在表与半表半里，施以相应治法，取得了满意的疗效。

关于柴胡桂枝汤方证

柴胡桂枝汤由小柴胡汤和桂枝汤方各取半量组合而成，其方证见于《伤寒论》第 146 条："伤寒六七日，发热微恶寒，支节烦疼，微呕，心下支结，外证未去者，柴胡桂枝汤主之。"从本条可以看出，柴胡桂枝汤方主治太阳表证未除，邪气又入少阳者，即太阳、少阳并病（也可用于太阳、少阳合病），具有和解少阳、外解太阳之功。对"心下支结"的理解，一般注家多认为是一种心下部支撑结聚胀满的感觉。《胡希恕讲伤寒杂病论》一书中认为："心下支结，支同'枝'，即两侧之意，心下两侧即胸胁部，心下支结即'胸胁苦满'的另一种说法。"冯世纶在《解读张仲景医学》一书中也指出："心下支结，支为侧之意，即心下两侧有结滞不快感，为胸胁苦满的轻微者。"对本方证的辨证，依据146条原文记录即可，临床每有相吻合者。冯世纶又指出其辨证要点是"小柴胡汤证与桂枝汤证同时并见者"。

但本案中，患者的临床表现似乎并不符合条文记录，也不符合小柴胡汤证与桂枝汤证同时并见。仔细分析，冯世纶是依据右侧颜面部阵发性疼痛和盗汗，辨证为太阳证。依据脉细弦除外阳明证，结合咽干，辨为少阳证。试用柴胡桂枝汤加味治疗，取得明显疗效，反证方证辨证正确。二诊考虑到睡眠极差，易腹泻，当属饮停，故加用生龙骨、生牡蛎和苍术化饮安神。三诊考虑到二诊治饮有效，并有足冷，故加用温化寒饮之吴茱萸以加强化饮之力。

关于生石膏

生石膏为清解阳明主药，这一认识在经方界已成共识。冯世纶也认为生石膏主治阳明，为清热泻火之首药，临床屡用屡效。本案中始终加用生石膏45克，笔者起初以为证合阳明，但冯世纶指出，本案中并没有明确的阳明证，只有盗汗一症，之所以加用生石膏，是因为患者颈部淋巴结肿大，取其"解凝"作用。这一经验得之于其老师胡希恕。胡希恕先生常以小柴胡加生石膏汤治疗淋巴结肿大、腮腺肿大、甲状腺肿大等，谓生石膏有"解凝"作用。验之临床，确有显效。

关于盗汗

盗汗，即夜间入睡后出汗，醒则汗止。一般方书中认为盗汗属内伤杂病，多责之阴虚，也有责之气虚者。冯世纶指出，盗汗实属邪正交争、驱邪外出的一种表现，有感冒经"盗汗"而愈者即是明证。《伤寒论》第 201 条说："阳明病，脉浮而紧者，必潮热，发作有时，但浮者，必盗汗出。"胡老在讲解本条时指出："脉但浮而不紧，病仍在表，但津液有所丧失。热势更迫津外出，发为盗汗，故临床上切勿一见盗汗，辄用黄芪之类，可以考虑以小柴胡加石膏汤，清其里热，盗汗可止。"（见《胡希恕讲伤寒杂病论》）冯世纶临证见之，盗汗多属表不解里有热的二阳合病，治疗当以祛邪为主，切不可盲目滥用"养阴""补气"等药物留邪闭邪。每每见冯世纶临证以桂枝汤、桂枝二越婢一汤、大青龙汤等方治疗盗汗，多收药进汗止之效。本案三诊时盗汗即止，当归于和解表里之功。

另外，如患者不以"盗汗"为主诉就诊时，多数医生很少去刻意问及晚上出汗吗？而冯世纶临证，几乎每例患者都要问到，只要患者回答"有点出汗"，或"有时睡时出汗"，冯世纶即会记录为盗汗，而施以相应祛邪方法。

◆ 耳鸣病在少阳阳明

【案例五】冯某，女，38 岁。2010 年 3 月 31 日初诊。

双耳鸣响半年，耳鼻喉科诊断为"神经性耳鸣"，中、西药物治疗，效果不显。刻下症见：双耳鸣响，呈持续性，伴见头晕，胸闷，失眠，易惊，腰酸，精神欠佳，大便不爽，舌苔白腻，脉弦细。

辨六经属太阳、少阳、阳明合病，辨方证属柴胡加龙骨牡蛎汤去铅丹大黄茯苓加苍术防己枳实证。处方：柴胡12克，黄芩10克，清半夏15克，党参10克，桂枝10克，生龙骨、生牡蛎各15克，苍术15克，炙甘草6克，枳实10克，防己10克，生姜15克，大枣4枚。7剂，水煎服。

2010年4月7日二诊：耳鸣明显减轻，睡眠好转，精神好转，胸闷已。舌苔白腻，脉细。上方去枳实、防己，加远志10克，菖蒲10克，白芍10克，当归10克，赤小豆15克。7剂，水煎服。

2010年4月14日三诊：诸症持续好转，精神状况恢复很好，自谓"2周前啥也干不了，现在能行了，带孩子带得很好"。舌苔白腻，脉细弦。处方：柴胡12克，黄芩10克，清半夏15克，党参10克，桂枝10克，苍术10克，茯苓12克，远志10克，菖蒲10克，生龙骨、生牡蛎各15克，炙甘草6克，合欢皮15克，生石膏45克，生姜15克，大枣4枚。7剂，水煎服。

2010年4月21日四诊：耳鸣偶发，自己说："能深度睡眠了，脾气比以前好多了，嘴唇比以前湿润了。"正值月经来潮，经前小腹发凉。舌苔白腻，脉细。处方：当归10克，白芍10克，川芎6克，茯苓15克，苍术10克，柴胡12克，炙甘草6克，桂枝10克，生龙骨、生牡蛎各15克，合欢皮15克，远志10克，石菖蒲10克，酸枣仁15克。7剂，水煎服。

2010年4月28日五诊：耳鸣已止，诸症俱不明显，2天前参加拔河比赛，感觉身体有劲了。脘腹稍觉欠佳，大便不畅。舌苔白腻，脉细。上方加陈皮30克，7剂，水煎服。

药后无不适，停药。

【体会】神经性耳鸣属临床常见病、难治病之一。西医对该病的病因病理尚未完全清楚，缺乏特异性治疗手段。中医对耳鸣的认识，传统多从脏腑、经络角度作解，"实则泻肝，虚则补肾"为主要治法。然临证所见，多数耳鸣绝非泻肝、补肾可以取效。本案中，冯世纶从辨六经、辨方证入手，五诊而愈，取得佳效。

对《伤寒论》第107条的解读

柴胡加龙骨牡蛎汤方证见于《伤寒论·太阳病篇》的第107条："伤寒八九日，下之胸满烦惊，小便不利，谵语，一身尽重，不可转侧者，柴胡加龙骨牡蛎汤主之。"对于本条的解读，历代注家认识多有不一。伤寒误下，正气受损，邪陷少阳，此为共识。但症状表现较杂，有以邪气弥漫三焦作解者，有以三阳同病作解者，也有认为少阳、厥阴合病者；有谓肝胆郁热，有言心胆痰火，也有认为属正虚邪陷、败象毕现者。冯世纶认为，本证当属太阳、少阳、阳明合病。《解读张仲景医学》一书中指出："伤寒八九日，病已传少阳，医者误用下法，症见胸满，则知柴胡证还未罢。湿热上结，故烦惊而小便不利。胃不和，邪热扰神明故谵语。水气外溢，故一身尽重而不可转侧。"

关于柴胡加龙骨牡蛎汤方

临证善用经方者几乎都有同感：柴胡加龙骨牡蛎汤属常用方，且有佳效。但对其方解，似乎很难确切地说清道明。正如当年陆渊雷先生所说："方虽杂糅，颇有疑其不可用者，然按证施治，得效者多。"柴胡加龙骨牡蛎汤由小柴胡汤去甘草，加桂枝、茯苓、大黄、龙骨、牡蛎、铅丹组成，通常认为本方具有和解少阳、通利三焦、镇惊安神之功，可用于外感病，少阳枢机不利兼见烦惊者；内伤病，肝胆郁热，痰火扰心者。冯世纶认为，本方以小柴胡汤去甘草扶正达邪、和解清热为主，加桂枝降冲，茯苓利水，大黄泻下，龙骨、牡蛎、铅丹镇静安神，用于小柴胡汤证见气冲心悸、二便不利、烦惊不安者。

对本案辨证论治的梳理

本案以耳鸣为主诉，属清窍病变，首先考虑半表半里证。患者见证较杂，尽管有精神欠佳，但尚值壮年，未见四逆，故考虑为半表半里之阳证而非阴证。症见胸闷，易惊而失眠，极似第107条所描述之"胸满烦惊"，故辨为小柴胡加龙骨牡蛎汤证。未见小便不利、大便干结，故去掉方中茯苓、大黄。舌苔白腻，胸闷较显，故加用苍术、防己、枳实利气化饮。铅丹有毒，药房不备，冯世纶多去而不用，而常加用生石膏。随着症状的缓解，二诊、三诊侧重于加强解郁安神。四诊月经来潮，改用当归芍药散合桂枝甘草龙骨牡蛎汤加味，养血化饮，解郁安神。五诊考虑到脘腹不畅，加用陈皮一味理气温中。

冯世纶教授网络经方传承班记

　　每周六下午，在北京武警三院中医科，总会聚满了一屋子的年轻医生，在聆听一位年逾古稀老人的讲课，同时还有全国近百人通过网络视频同步聆听讲课，这位老人就是当代经方大师冯世纶教授，他所讲的正是潜心研究多年的《伤寒杂病论》。

　　冯世纶教授虽已年过七旬，但仍从事繁忙的临床工作，一周有7个半天的门诊，周六上午门诊结束后，顾不得休息，就会开始下午的经方师承班的网络讲课，这已经不是他第一次的系统讲课了。早在 2006 年，他就在北海湖畔的中道堂讲授《伤寒论》，2007 年更是利用周末时间在北京中医药大学给经方爱好者讲授《伤寒论》，暑去冬来，一直坚持将《伤寒论》讲完。如今，为了培养更多的真正的中医医生，冯老在网络上开始新一轮的经方师承教育。

　　中医是一门理论与实践密切结合的医学，从古至今，中医师的成长模式一直是师传，跟师侍诊，同时参研前人著作，而当今，则院校教育与师承教育并存，而对于如何才能培养出过硬的临床中医师，是中医界所关注的问题，国家中医药管理局也开始鼓励名老中医带徒传授临床经验，这些都是在积极地培养中医人才。

　　冯世纶教授师承于已故经方大家胡希恕，并继承了胡老衣钵，以传承经方为己任，在繁重的临床工作中，也不忘临床带教，在狭小的诊室中，围满了慕名前来跟师学习的经方爱好者。李清峰来自河南的一家市级医院，20 世纪 90 年代通过《经方传真》一书感悟到

当代
经方名家
临床之路
（第2版）

经方的魅力，从此一直以书信和冯世纶教授保持联系。如今，他感觉到了临床疗效提高的瓶颈期，就毅然脱产前来北京跟师学习。诊室中，既有大学的学生，也有来自各地执著跟师学习的经方爱好者，还有台港澳及外国留学生，更有一大群通过聆听讲课并解读经方医案学习的大批师承班学员。复兴中医网的创始人老猫说，师承班的想法出现很简单，就是当时跟随冯老学习了几个月后，感觉临床水平提高很快，就想让更多的人能够学到经方，几个人商量了一下，征求了冯老的同意后，全免费师承班（三年制）就这样运作起来了。

在复兴中医网（www.fuxzy.cn）师承班区，学员们发表自己学习理论后的感悟，以及自己的临床实践，讨论之热烈、深入，是诸多中医论坛中少见的。师承班提出的口号是：3 年期满，皆可行道救人。如今师承班的学员已经有数百名，每周六的网络就是他们的课堂，开创了一种新的中医师承教育模式。

一位名老中医　百个亲传弟子　万名受教学员

中医师承开创"一百万模式"

　　近期，一种被誉为"一百万模式"的中医师承新方式，由"冯世纶经方远程教育班"推广成功：一位名老中医可以将自己的毕生所学，通过十名嫡传弟子，直接传授给百位弟子，并通过"图书－视频－论坛"让万名读者全方位受教。

　　长期以来，中医独特的师承教育，避免了学院式教育"共性化、大批量"的弊端，但也形成了"手把手""一对一"的受教范围过窄的流弊。从 2006 年以来，著名经方临床家、卫生部中日友好医院冯世纶教授开始尝试中医师承"一百万模式"，并取得明显成效。

　　首先，针对"一位名老中医通常只能培育十多位骨干弟子，而没有精力亲自培养上百名嫡传弟子"的现状，"冯世纶经方远程教育班"提出解决方案：充分利用骨干弟子的力量，"一传十，十传百"，即由十位骨干弟子在全国范围内筛选百名优秀学员，名老中医的基础体系和临床技能由骨干弟子传授，而提高点拨的关键环节则由名老中医亲自执教。这样，每位骨干弟子各自承担十位学员的组织联络和基础教育，就把名老中医从基础教育和具体事务中解放出来，能够把有限的精力用于亲自对百位弟子进行临床示范、疑问解答、深度剖析，把蜻蜓点水式的常规培训，变为三年不间断的定期带教（每周学员问题汇总、每月远程视频答疑、每年现场临床带教），而所费精力只相当于亲自带教三五个人。这样做的前提，是名老中医的十名骨干弟子要做出奉献，特别是其中两三名骨干弟子要

当代经方名家临床之路（第2版）

担任"项目负责人"，代替名老中医承担绝大多数具体事务，并协助名老中医进行基础教育的具体教学、疑问解答和临床指导。

其次，针对"名老中医临床经验的全国推广，多以出版发行学术专著为主要方式"的现状，胡希恕经方传真会提出改进方案：把传统侧重解释用药结果的医案，变成侧重思考过程剖析的"现在进行时"的案例；把单一信息量的图书，变成信息量倍增的"图书、视频、论坛一体化"多媒体互动内容；把典型医案的分析，变为某段时间或某些患者"全部、全程医案记录"，切实让学生感受到不加删节、完整真实的"实录现场"。这样，虽然是远程学习，也能够还原名老中医的师承现场，并且通过论坛和其嫡传弟子互动交流，相互研讨。而要做到这些，同样需要名老中医的骨干弟子（十名嫡传弟子乃至百名亲传弟子）抽出大量时间精力进行记录，并发布到专门设立的学术研讨论坛（www.fuxzy.cn）。这样一来，就把传统单一图书只有几千册图书发行量、影响数千人的传播范围，扩大到数万名学员通过图书、网络、视频的多媒体互动平台而全方位受教。"经方教学班"首席导师冯世纶教授，在自己多位骨干弟子的"全程具体运作"下，三年成功举办了五期全国经方临床带教课，亲自培养四百名医师学员，很多学员已经能够将经方熟练运用。

冯世纶 — 六经辨证治万病 方证对应最尖端

冯世纶教授常用方

◆ **太阳病（表阳证）篇**

桂枝解外类方

桂枝汤方、桂枝加桂汤方、桂枝加葛根汤方、栝楼桂枝汤方、桂枝加黄芪汤方、黄芪桂枝五物汤方、桂枝加厚朴杏子汤方、桂枝甘草汤方、桂枝甘草龙骨牡蛎汤方、桂枝加龙骨牡蛎汤方、小建中汤方、当归建中汤方、黄芪建中汤方、桂枝人参汤方、当归四逆汤方、当归四逆加吴茱萸生姜汤方、苓桂术甘汤方、五苓散方、桂枝茯苓丸方、半夏散及汤方、炙甘草汤方。

麻黄解表类方

葛根汤方、射干麻黄汤方、桂枝麻黄各半汤方、小青龙汤方。

其他解表类方

防己黄芪汤方、桂枝去桂加茯苓白术汤方、葛根黄芩黄连汤方。

◆ **阳明病（里阳证）篇**

表里双解类方

白虎桂枝汤方、桂枝加芍药汤方、桂枝加大黄汤方、木防己汤

当代经方名家临床之路（第2版）

方、越婢汤方、越婢加术汤方、越婢加半夏汤方、大青龙汤方、小青龙加石膏汤方、麻杏石甘汤方、麻黄杏仁薏苡甘草汤方、麻黄连翘赤小豆汤方。

和解清里类方

柴胡加龙骨牡蛎汤方、大柴胡汤方。

清里实热类方

白虎汤方、白虎加人参汤方、调胃承气汤方、小承气汤方、大承气汤方、泻心汤方、茵陈蒿汤方、栀子豉汤方、白头翁汤方、千金苇茎汤方、苦参汤方、当归贝母苦参汤方、己椒苈黄丸方。

◆ 少阳病（半表半里阳证）篇

小柴胡汤方、柴胡桂枝汤方、四逆散方、甘草汤方、桔梗汤方。

◆ 太阴病（里阴证）篇

温中祛饮类方

理中汤（丸）方、四逆汤方、附子汤方、附子粳米汤方、栝楼瞿麦丸方、八味（肾气）丸方、半夏厚朴汤方、厚朴生姜半夏甘草人参汤方、大建中汤方、吴茱萸汤方、麦门冬汤方、甘草干姜汤方、甘草干姜茯苓白术汤方、苓甘五味姜辛汤方、苓甘五味姜辛夏汤方、苓甘五味姜辛夏杏汤方、旋覆代赭汤方、外台茯苓饮方、甘草小麦大枣汤方、枳术汤方、栝楼薤白半夏汤方、枳实薤白桂枝汤方、柏叶汤方。

养血利水类方

当归芍药散方、温经汤方、胶艾汤方、赤小豆当归散方、芍药甘草汤方、酸枣仁汤方、旋覆花汤方。

◆ 少阴病（表阴证）篇

麻黄附子甘草汤方、麻黄附子汤方、桂枝芍药知母汤方、桂枝加附子汤方、真武汤方。

◆ 厥阴病（半表半里阴证）篇

乌梅丸方、柴胡桂枝干姜汤方、黄连汤方、半夏泻心汤方、甘草泻心汤方、生姜泻心汤方、黄土汤方。

刘方柏

破解入登经方家殿堂的三重迷碍

——论经方学用之难与研习之路

刘方柏　撰文

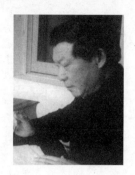

　　刘方柏，生于 1941 年。四川省乐山市中医医院主任中医师，四川省老中医药专家学术经验继承工作指导老师。

　　少年从师习医。为 1979 年全国中医药人员选拔考试录用中医师，后考入经方临床大师江尔逊高徒班，学习继承和整理发扬其学术思想。

　　发表学术论文 80 余篇，参编专著 10 余部，长期从事中医临床与理论研究。在基础理论研究上，发掘了《内经》关于大循环、小循环、门脉循环和微循环的框架论述；在仲景学说研究上，开创了对仲景思维品格研究的全新切入点；在疑难病研究方面，率先对疑难病明确提出了界定：病因不明，病机难辨，病情复杂，症状罕见，表现怪异，辗转治疗无效，或公认的难治病症。代表著作为《刘方柏重急奇顽证治实》（人民军医出版社出版）。

　　躬身不辍 50 余年的临床生涯中，治疗了 40 余万病人。对急重奇顽难证的辨治，具有独特的理论见解和丰富的临床经验。近 30 年来，一直从事疑难病症的临证思维和临床证治研究。

余少年从师习医，20世纪50年代末即已应诊于乡镇医院，那时的西南边远山区，交通之闭塞，文化之落后，科技之贫乏，是今天难以想象的。环境逼使我内外妇儿皆看，急重奇顽难避。窘迫中"日间挥洒夜间思"是常规，白天看病，夜晚查书是常事，在诊病时以查体温等法安抚病人，急切入室查书以求应对的狼狈之举，亦属"家常"。而正是这种天长日久的"强迫"，惶惶心境之欲解，迫使我养成了满足实际需要先读，弄清理论原委次读，百家著述兼读，经典著作研读，坚持不断普读，遇到问题现读，无效之时寻觅读，获效之后背诵读等读书方法和读书习惯。也正是这种终年无一天假期，长期不辍的临床生涯，使我得以救治了大量后来无法见到的急重病人。而更是这种"必须见效"（方圆数十里再无其他医疗场所可转）的严峻现实要求，迫使我躬身病人身边，守候病人床旁，得到了舍此无法得到的临床入微信息。

　　我在这样的环境中行医读书达20多年。这段黄金岁月，不仅使我的中医根基得到了巩固，更铸就了我作为一名医者的灵魂！我学会了读书，学会了真正意义上的临床，也学会了对一些疑难重症的救治。

　　而尤其令我学验俱长者，系20世纪80年代中期，考入了伤寒临床大家江尔逊的高徒班（研究生性质）。江老为蜀中名医陈鼎三先生弟子，对仲景学说研究甚深，运用经方有十分丰富的临床经验，为德技双馨、学验俱富的临床大家。时值先生晚年，积累甚多，复伤感于中医后继乏人之现状，乃倾其所学，悉将传授。这不仅使我的医术得到了升华，其影响甚至渗入了拙著的"基因"层面。

　　"经方"一词，源自后汉班固的《汉书·艺文志》医家类记载的经方十一家。这里的"经方"，计有《五脏六腑痹十二病方》《风寒热十六病方》《五脏六腑疝十六病方》《五脏六腑痕十二病方》《妇人婴儿十九卷》《汤液经法三十二卷》等。这显然指汉以前医学著作所载的各类方剂。而由于汉以前很多临床著作早已散轶，所载之方多已失传，极少仅存者如《内经》十三方等，临床也很少应用，因此，后世所称经方，实际上是指《伤寒论》和《金匮要略》所载的方剂。如《医宗金鉴》所言："上古有法无方，自仲景始有法有方。其规矩变化之妙，立法成方之旨多有精义。"

《伤寒论》载方 112 首，《金匮要略》载方 253 首（含附方 28 首），扣除二书重复的 29 首，共载方仅 336 首，于《普济方》所载洋洋 61739 方中，其数量真可谓微不足道。而"微"是事实，"道"则不仅足以称道，且大道特道未必能尽其功，道古道今未必能穷其用。

这是因为经方是医圣张仲景一生临床心血的结晶，是仲景构建的辨证论治的落脚点，是历经千年验证的治疗疑难病的法宝，是后世创制方剂的楷模，是蕴含着无尽治疗疾病密码的载体，是深寓着病机理论的读本……

两千多年来，数以千计的仲景学说的研究者中，仅注家即达百家以上。对于仲景学说无论从义理学用任何角度进行研究，都无不涉及对经方的研究。其间，从方证相关角度进行的研究，不仅著作最多，且历代伤寒研究的大家、名家，几乎均属此类。直到今天，经方仍以其严谨的组合性、深度的理法融合性、高度的药味精纯性和疗效的神奇性而体现着中医简便廉验的优势和特点，代表着时代的需求。

可以说，对经方的研究和应用，不仅是从中医对付疾病的武器库中，取出对付疑难病症的有效武器，同时，也是磨制开启中医临床和理论诸多宝库的一把钥匙。

正确地应用经方已属不易，要研发经旨，固本拓新地加以使用，就更不容易了。至于能熟背条文，临证时脑中如闪电般地搜索推求，加以选用，那便是臻于神圣工巧的高度。而检索推求条文之外，能熟谙历代医家研究成果，掌握新近研究所获，融合自身临证积累之验，所谓参验先贤，融汇新知，举一反三地加以运用，那便是出神入化的一种境界了。后两种大概就是医界所称的经方家了。

可见成为经方家之难！那么经方应用为什么就有那么大的学问，或者说就那么难呢？

关于经方学用的十四个难点

◆ 一、经方辞精 义奥难习

一部《伤寒杂病论》字不过数万，能创立辨证论治体系，开辟方证相对治法，垂范选方用药规矩，蕴藏无尽临证机理，可以说每一个字都担负着重要的信息传递使命，这就是先贤赞之谓"字字珠玑"的道理所在。但仲景在流畅而浅白的行文中，有的地方仍没有回避古文常见的"一字多功能"用法。如"乍"字，在"辨脉法"24条中"脉浮而洪，身汗如油，喘而不休，水浆不下，体形不仁，乍静乍乱，此为命绝也"。这里的"乍"，显然指"忽而"的意思，即变化无常的一种濒危神志症状。而在"太阳病篇"39条"伤寒脉浮缓，身不疼，但重，乍有轻时"之"乍"，则是"有时"的意思。又如"和"有时指无病（口中和），有时指治法（"桂枝汤小和之"，"微和胃气，与调胃承气汤"）。由于仲景对构成条文的每一个字都加以了严格的考究，因此，在选用经方时，准确理解每个字的含义，便成了选准的基础。如《伤寒论》全书遗方227次，方后以"主之"作结者计131次，方前冠"宜"字者55次，提"与""与之""先与""更与""却与""复与""今与"等者41次。同样开出的处方，为何有许多不同提法？反映了仲景面临该证，对所出之方疗效的期望值度。"主之"，表明是最切病情的首选方；"宜"，即非最理想而可以使用；"与"，则无恰当方剂，试着应用。而未能准确掌握仲景的这种行文遣字法，是难以选用好经方的。

二、方后隐藏　病机难识

经方之方随证出的特点，要求用方时必当明证。而因仲景写作的高度精练，省略了一些共知的常规症状，致使学用经方时产生疑惑。如被称作"阳明三急下法"几个条文的"目中不了了，睛不和，无表里证，大便难，身微热""发热汗多"等证。既然是"大承气汤主之"，则该方所主之腹满、腹痛、腹胀等症必然存在，但腹满、腹痛、腹胀一般情况下并不构成急症，急就急在"目中不了了""睛不和""身热汗多"等中毒脱水症状的同时出现。而离开了省去的腹满、腹痛、腹胀，也就不存在阳明里实的病机。因此，只有明确了"急"的基础症状是腹之满胀痛，才敢于认定其为阳明腑实证，而大胆投以大承气汤。同样，属于肺热的肺痈和属于饮邪的支饮，都遣用葶苈大枣泻肺汤，是因皆属痰涎壅肺为患。条文必省略了咳吐痰涎等。未掌握这种查省略之症，以识藏匿之症的方法，必难用好经方。

◆ 三、条文安排　寓巧难彰

《伤寒论》条文安排，寓有巧意，未能注意此点，会影响经方的正确选用。如小柴胡汤从96条出该方主证，97条论病机后，再出3条该方在非典型证情况下的鉴别应用，然后于101条以"但见一证便是"作结，以说明"总之，上面这些情况，无论哪种都可使用"。这就使仲景小柴胡汤具有广泛应用机会的潜台词顿显昭然。

◆ 四、附方蕴藏　奇效难掘

《金匮要略》中的附方28首，这些附方常被人们忽视，一些注家甚至认为附方非仲景方，乃后人插入，可见其在经方中被置于"异类"地位。然而，它却是隐藏着黄金和碧玉的"处女地"。需要的是一种躬身开采，收获的可能是意外奇效。

◆ 五、遥承古典　精神难析

《伤寒论》是撰用《素问九卷》《八十一难》《阴阳大论》《胎胪药录》而成，这些著作虽不似现在那样被大段引用，而其精神却是融入书中的。如"伤寒"之书名，遥承了《素问·热论》"今夫热病者，皆伤寒之类也"，及《难经·五十八难》"伤寒有五，有中风，有伤寒，有湿温，有热病，有温病"。而《素问·热论》"人之

刘方柏——破解入登经方家殿堂的三重迷碍

伤于寒也，则为病热，热虽甚不死"的疾病预后判断，被张仲景化作了具体指征："少阴病，吐利，手足不逆冷，反发热者不死……厥少热多，其病当愈。"又如《灵枢·经脉篇》谓："膀胱，足太阳之脉……是主筋所生病者，痔疟癫疾，头囟项痛，目黄。"联系起来看，可知仲景临床经验，膀胱经脉病所致之目黄、发狂等症，确在太阳病中可以看到，从而依病情轻重创制了桃核承气汤、抵当汤等方。再如用药，仲景所称的《胎胪药录》即《神农本草经》，因此，经方应用中对方义的认识，当结合《神农本草经》。如麻黄，经方虽有麻黄汤、葛根汤、大小青龙汤、麻附细辛汤、麻杏甘石汤、桂麻各半汤……多种作为君臣药使用的方，而终循着《神农本草经》麻黄"味苦温，主中风伤寒，头痛温疟，发表出汗，去邪热气，止咳逆上气"的范围。

有关这些内容，是需要在参读几部经典的过程中，才能有所认识的。

◆ 六、呆板刻守　条文难活

刻守条文，是对仲景书最浅层次的解读。不明条文背后机理，不究前后诸条连贯精神，不融六经总体考虑，因而是绝难用活经方的。

《伤寒论》乃百病立法，每个条文教人应治该病的同时，其实可能还巧示了该方的其他作用，省略了该方所治的其他某些症状，寓含了治疗其他一些疾病的可能，这就是一方可治多病的道理。而读不懂条文背后的这些蕴义，是无法灵活应用好经方的。

◆ 七、欲求熟记　条文难背

熟记条文是基础。临床的时限性不容有太多耽搁，而记不住条文，则无法将十分对证的经方立时地"检索"出来。连对证选方都难以做到，当然更无从说灵活拓展发掘等层面的使用了。而背诵条文却必须要战胜浮躁，持之以恒，才有可能做到。

◆ 八、无方之处　求方难寻

学习《伤寒论》要"有方时效其用，无方时会其神"。当条文有证无方，或辨证属伤寒某证候，必须自行选方时，对全书未能了然于胸、未能融会贯通者来说，是很难做到的。如阳明病196条："阳明病，法多汗，反无汗，其身如虫行皮中状者，此以久虚故也。"这是仲景在论述阳明病诸来路后，所列举的阳明经腑证以外的十余种情况中的一种。当用何方呢？仲景未出。而既为阳明病，必有津伤；既为"久虚"，必在罹患阳明病前即虚了。而虚在何部呢？181条明确告诉"何缘得阳明病……若发汗、若下、若利小便，此亡津液"，故其虚当指津液。当遣何方呢？联系23条"以其不能得小汗出，必身痒，宜桂枝麻黄各半汤"考虑，"痒"与"其身如虫行皮中"同，要达治疗目的，均需"汗出而解"。但久虚之人不能直发其汗，必以充津透热剂合用，方能使汗源得充，邪热得解。因此，用白虎加人参汤合桂枝二越婢一汤最为适宜。

◆ 九、组方经旨 欠知难明

"观其脉证，知犯何逆，随证治之"是仲景立方的基本原则，其规律是可以掌握的。如发汗或解肌用麻桂剂；通里泻热用承气；里证虚寒用吴茱萸理中，回阳救逆用生附子，温补祛寒用熟附……说明经方立方用药是比较恒定的。而经方又并非是完全不能变动的。如小柴胡汤，对七个或然症，不仅有药味增减，并且连增减之剂量也做了明确规定，反映了经方针对"证"这一最高原则的同时，对"症"的兼顾与不忽略。此外，经方虽为后世君臣佐使组方原则的先身，而其本身常一药而兼有君臣佐使意义上的多种功能，每需具体分析，方可明了。至于症状相似，而仲景却用了不同方药，其背后所藏的不同证候点，更是难以精确把握。如桃核承气汤与抵当汤，同治热结膀胱的"如狂""发狂"，而桃核承气治瘀血将结之时，抵当汤治瘀血已结之后。

◆ 十、未得名师 传授难腾

拜名师，可以说是成为名师的必要条件，而名师之专长各不相同。经方名师不仅因为对仲景学说有系统而深刻的研究，也因其一生喜用经方，恒久验证，长期积累，达到了纯熟运用的高度，值得其传，而学生也可学到老师自身发掘、创新的"独到"的东西。我跟从经方大师江尔逊后，深刻地感到，不跟名师，很多方的特殊用法必难掌握，一些方的创新使用更难知晓。因此，要在经方应用上，由熟练而有独到，由守本而有创新，由渐进而变腾跃，非跟经方名师不可。诚然，历代经方名家未必都有跟名师的经历，但当今世界之纷繁，读物之庞杂，令今人再难有古人那种专攻经方的精力和条件，而跟经方名师，则可克服这些障碍，从而缩短研习经方的时日。

◆ 十一、从众习惯　影响难"新"

经方特点之一是药味精少。《伤寒论》112方中药味在5味以下者占67%，平均用药在4～8味，效专力宏。而后世受多种因素影响，对经方掌握的精确度愈来愈差，转而采用增加功效相同的药物，以求增效。在药物学不断发展和多学派形成的过程中，新方不断创立，经方不断退位。这些新方，在极具科普作用的《汤头歌诀》等书的普及下，成为医家处方的主体内容。后之学者，或因学医从读《汤头歌诀》类书开始，受先入为主影响，或因遵从整个遣方用药习惯，每张处方必用12～18味药。使用标准之经方，反倒成了难创之"新"。致使经方特点荡然无存，当然就谈不上正确应用了。

◆ 十二、药多量微　法定地位难破

剂量被人们称为"不传之秘"，足见其重要。而经方药味少而用量重，是人所共知的。我实地做了一个测试：将下述以个数计算，重量不成争议之药随手拣三次秤，麻黄汤用杏仁70个，计19～22克，一物瓜蒂汤用瓜蒂27个，计14～16克，熬后顿服，乌头煎方用乌头大者5枚，计24～30克，诃梨勒散方用诃梨勒10枚，计32～40克，为散顿服。至于附子汤用附子2枚，虽药房均为已加工之附片，但估计绝不会少于50克，可见均远远超出了现代习用的常用量。而其他各药若比照 1 斤 =250 克，1 两等于 15.6 克，1 升等于 200 毫升（《中国中医药报》2009.1.30）计，则麻黄汤中麻黄 1 剂用量在 45 克以上，白虎汤中石膏 1 剂用量在 250 克。再以最常用的桂枝汤为例，仲景开出的是桂枝 46.8 克，白芍 46.8 克，炙甘草 31.2 克，生姜 46.8 克，大枣 12 枚，显然现在习用量只在其五分之一左右。这种不敢用够药量的普遍现象，无疑已使"经方"不再称其为经方，纵然辨证正确，要想收到应该达到的疗效，当然已非可能。而因这种用法，既有强大的传统习惯推动，更有权威的"药典"强制，要逆转其势，回归经方用量，显然是需要"创新"精神的。

◆ 十三、注家众多　书卷难阅

凡注家对仲景著作无不具有深入研究，对经方亦无不具有纯熟的运用本领和个人的独到经验或见解。可以说，没有对这些著作的广泛阅读和学习，运用经方的能力必然受到囿限。如邹润安在《本经疏证》中，将仲景用桂枝之法归纳为六类：一为和营，桂枝汤等；二为通阳，桂枝甘草汤等；三为利水，五苓散等；四为下气，桂枝生姜枳实汤等；五为行瘀，桂枝茯苓丸等；六为补中，小建中汤等。这样就对桂枝汤随营卫不和的病机演变而演变出的不同方剂的运用，进行了准确的辨析。不仅为桂枝汤及其演变方的使用提供了依据，也为经方的选用，提供了一种临证思维。又如《伤寒医学串解》将同具发汗作用的五方，各自所适用的情况做了简明而特具指导意义的分析："太阳为寒水之经，邪之初伤必须发汗。麻黄汤发皮肤之汗，桂枝汤发经络之汗，葛根汤发肌肉之汗，小青龙汤发心下之汗，大青龙汤发其内扰胸中阳气之汗，此发汗之五法也。"大量类似的研究成果，是运用经方的最好指导，而人生苦短，太难遍读了。

◆ 十四、临床思维 局限难用

有人或许记得条文，或许知道方用，而因为思维的局限，不能从整体把握病证属性，从而或增损药味，如少阴病用通脉四逆汤时的药味加减；或调整剂量，如用四逆汤对附子用量的酌情；或数方合用，如桂枝二麻黄一汤、桂枝二越婢一汤等。也不能剥开不同病症的相同病机属性，以一方治多病。如肾气丸治脚气上入，少腹不仁；治虚劳腰痛，少腹拘急，小便不利；治短气微饮；治男子消渴，以饮一斗，小便一斗者；治妇人烦热不得卧之转胞溺闭。病症表现各异而病机都为肾阳虚衰，气化不利。思维局限反映在临床，就是"知道而想不到"。它直接影响着经方的临床运用。

以上影响经方学习和应用的因素当然远非全部，但也能从中找到一些妨碍登堂入室的原因，从而为步入仲景学术殿堂，敲开一间间隐藏着经方奥秘的门扉提供帮助。造成"十四难"的原因，粗加归纳有如下几类：一是学习方法不正确所造成的难习、难彰、难掘；二是用功程度不够表现出的难背、难阅；三是基本水平需要提高，反映出的难识、难析、难活、难寻和难明；四是思维局限造成的难新、难破、难用；五是没有积极追求或没有把握机遇而错失了跟师学习造成的难腾。

那么，怎样才能加以克服，从而提高经方的运用水平呢？回答也许是老生常谈：学经典，勤临床，跟名师。而为什么人人都知道的途径却不是人人都能畅达目的地呢？这是因为一致认同的东西，未必都是相同的理解，甚至有着完全不同的解读，而多种解读，对后学者们来说则成了一道道不知所从的迷局。我认为三句话仅指明了方向，而方向绝不等于道路。在方向区域中找到正途捷径，才能不陷迷局。在学习和研究经方的过程中，我深深地感到经方家们（不一定是仲景理论研究的大家，更不一定是集大成者），其之所以成为经方家，是因为他们是在不断破解这三道迷局中得以成功的。

我从医50余年，而真正的研习经方，是从1976年跟随经方大师江尔逊开始的。30多年来在经方的学习和应用上，也算有了一些收获和体会。这里，不惧浅陋，分论于后。若能因此而对经方的弘扬和应用产生一点帮助和影响，那便是我的最大心愿了。

> ### 勤与钻坚持的经典研读，
> ### 是应用好经方的基础

对于经典著作必须勤读。所谓"勤"，即随时读，十遍八遍地读。人们所说的"读书百遍，其义自现"，就是说对于经典著作，只有在反复读中才能领会其真谛。在读的同时，更需要钻，而"钻"是需要技巧和方法的。撇开常规的方法外，我认为从如下几个方面去钻，有助于筑好运用经方的基础。

◆ 一、精心研读　探幽发微

张仲景在《金匮要略》第1条中提出了一个重要的治法"肝之病，补用酸，助用焦苦，益用甘味之药调之"。而这里集中使用

"补""助""益"以治之虚，虚在阴阳气血何部？治肝虚何以必用酸甘焦苦之法？张仲景在临床是如何具体应用的？这是一个大命题。而千百年来，对其深入研究、系统回答、具体应用的似乎不多。我认为，要明确这个问题，首先必须了解酸所入之肝、焦苦所入之心和甘所入之脾，三脏攸切相关之生理和唇亡齿寒的病理。

《素问·经脉别论》云："食气入胃，散精于肝，淫气于筋。食气入胃，浊气归心，淫精于脉。脉气流经，经气归于肺。肺朝百脉，输精于皮毛。毛脉合精，行气于府。"这段经文描述了饮食精微经中焦初步化生为血气后，由脾"散精于肝"，血气在肝中继续产生微妙的变化，其清稀者淫于筋，稠浊者归于心。正是肝、脾、心这种协同活动，使人体之血液不断生成，以灌注滋养脏腑肌肤、四肢百骸。所以，肝不独主藏血，且能生血。既然肝接由脾传输之血气，使其清浊攸分，那么，倘肝不能承接脾所散之精，以有效地化生血气，则必然导致以肝为中心，波及脾与心，进而三脏同病的局面。显然，发病之部位虽在肝，而必然影响心脾。心脾既病，加重肝之病变。肝、心、脾在互相影响、彼此牵连的病理过程中。可出现不同侧重的临床症状，并均以气血生化不足、脏腑失却濡养为主要特征，故须肝、脾、心同治。这就是"补用酸，助用焦苦，益用甘味之药调之"所寓之理。

悉心体察，仲景不论治杂病与伤寒，也不论内科与妇科，凡属前述病机者，莫不以酸甘焦苦之法统率方药。如小建中汤，即取饴枣草之甘，芍药之酸，配桂姜辛温而成，以治"虚劳里急、悸、衄、腹中痛、梦失精、四肢疼痛、手足烦热、咽干口燥"。其中"里急"腹中痛，四肢疼痛，是肝血虚不能濡养筋脉；"梦失精"是肝血虚而肝用太过，失于敛摄；"悸"乃心血不足；"手足烦热、咽干口燥""衄"乃脾不散精，虚热内生。而仲景之用本方，不特治虚劳一病，亦治虚黄。《医宗金鉴》认为："必有失血亡血之故，以致虚黄之色外现。"本方还被用治妇人腹中痛，伴心悸，虚烦，面色无华，舌质淡红，脉弦细而涩者。以上用法，无不体现肝、脾、心同治的特点。这与《伤寒论》治中焦虚寒、气血不足之腹中急痛，血气先虚，心神不足，复为邪扰之心悸而烦用小建中汤合看，更能证明此点。又如薯蓣丸，虽由 21 味药组成，而以甘味薯蓣为主。大队甘药合酸苦之芍药，苦味之白术、桔梗、白蔹等以治"虚劳诸不足，风气百疾"。其所针对的基本病机仍为肝血不足，心脾亏虚。因此可以认为，酸甘焦苦法为补血方的基本组方原则之一。

但为什么病发于肝，涉及心、脾，而所举酸甘焦苦法所统之方，却主治不侧重于肝，而侧重于脾呢？这是抓住脾"散精于肝"，须"培土荣木"以治的根本，它具体体现了《难经》"损其肝者缓其中"的治疗原则。酸甘焦苦法中酸甘苦已知，而"焦"指什么？《辞源》"焦"字条下注为"物体经火烧而呈干枯"，可见是炒而不至成炭状。观天王补心丹之丹参，特注明为"微炒"，故焦是介于微炒和炒至炭状之间的火候，这种火候即"焦"。酸甘焦苦法即酸甘苦合用，其中部分药物须经火炮炙——炒。

仲景酸甘焦苦法，对后世方剂学的影响是极为深刻的，并早已成为补血剂之组方法度。如补血代表方四物汤，即由甘温之熟地黄、当归（酒炒具焦苦味），苦酸之芍药与辛温之川芎组成。这里，立方者抛开了"有形之血生于无形之气"，补血剂中必参用补气药之常规，不用一味补气药。说明酸甘焦苦法，确是补血剂的一种独立组合方式，其存在意义，断非益气生血、滋补精血和气血双补等法所能取代。"法"是立方之主旨，但它又是一个仅具概括指向性的治疗概念。

具体作用是靠按其规定组合的方来实现的。方，既具极强的针对性，又受到法的严格规定。这就决定了一法之下必然有多种不同治疗侧重点的方。酸甘焦苦法，既为治疗肝、脾、心三脏同病的治法，则必然非仅一方可尽。举凡侧重于补肝之四物汤、补脾之小建中汤、补心之天王补心丹、补心脾之归脾汤、补肝脾之薯蓣丸等均属之。

可见，后世其实已创制了许多符合此法的方剂。而因对肝化生血气的重要功能缺乏足够认识，对肝血亏虚所致的肝、脾、心同病的基本病机未能充分重视，使这段经文的诠释存在理论与实践相脱离的状况。理论上虽谈"补用酸，助用焦苦，益用甘味之药调之"，但避而不谈具体方剂；临床上虽在实际运用此法，但却不曾与经文联系阐释。这不仅使《金匮要略》开篇之条的解释失去了临床依托，也让隐于经文之后的一大治法在方剂学中竟无一席之地。而似这样的一些问题，是只有在探幽发微地深度思索，旁求侧考地精心研读后才有可能领悟到的。

在这种理论认识的基础上，我运用酸甘焦苦法治疗一些虚劳患者，取得了满意的疗效。

如李某，男，28岁，3年前患急性黄疸型肝炎，经治黄疸及肝区胀痛等症消失。但长期头昏，睡眠不好，稀便，纳差，稍多食即嗳气脘痞，心悸气短，终日倦怠神疲。三年来多次查HBV血清标志物为"小三阳"，肝功除转氨酶偏高外，其余指标未见异常。而患者总惧肝病未愈，不断四处投医。曾先后延请多名中医诊治，又注射干扰素3个月，上述症状总不见好转。观其面色苍黄少华，脉虚细，苔薄黄。证属肝、脾、心三脏受损，阴阳气血皆不足之虚劳证，处以薯蓣丸方增减以治：

山药30克，当归10克，桂枝10克，生地黄10克，炒建曲10

克，炙甘草 12 克，黄豆卷 15 克，人参 10 克，川芎 10 克，炒白芍 10 克，炒白术 10 克，麦冬 10 克，杏仁 15 克，柴胡 15 克（醋炒），五味子 10 克，阿胶 10 克（烊），防风 10 克。服药 5 剂后来诊，精神好转，自觉头昏气短等症减轻，治疗信心大增，守方服药 2 个月后复查，转氨酶正常，诸症基本消失。

◆ 二、结合临床　深入思考

学习经方的目的全在于应用。若应用不灵时，必须深入思考。若思考中发现理论梗塞或学术界历来争论的存疑问题时，又需反过来从临床中探求加以解决。

如关于温病伏气问题。它的源头在《内经》"冬伤于寒，春必温病""冬伤于寒，春生瘅热"和"夫精者，身之本也，故藏于精者，春不病温"。王叔和在《伤寒例》中则说："春夏多温热病，皆由冬时触寒所致。"而这个理论在明朝汪石山加以具体化，明确地提出温病分新感、伏气后，却引起了历代医家的激烈争论，不少学者对伏气温病持否定态度。如刘松丰云："冬日严寒，来春并无温病……且人伤于寒，岂可稽留在身，俟逾年而后发耶？"但刘氏等反对者并没有从理论上回答，春时确有一些发病即高热不退，口干心烦甚至抽搐神昏者的发病机理。赞成者则认为伏气温病确实存在。如李东垣认为："冬伤于寒，春必病温，盖因房室劳伤与辛苦之人，腠理开泄少阴不藏，肾水涸极而得之。无水则春木无以生，故为温病。"但这种论述不能解释以下一些问题：肌肤受寒，则或闭而为热，或寒热纷争，杀厉之气藏伏其间，岂可相安无事；少阴乃人之根基，藏精之所，岂可容邪而久不露发；若云房劳，辛苦之人可病温，何以春时儿童发病者甚众？因而，李氏等赞成者的解释，似有随文衍义之嫌。在对上述问题进行研究后，我认为只有正确地认识了"冬伤于寒，春必病温"和"藏于精者，春不病温"中的"寒"和"精"，才能对"伏气"从理论上做出正确的解读。寒为冬日之主气，在人体则为少阴主令；"肾者主蛰，封藏之本，精之处也"。入冬天寒，阳气内敛，即不为寒伤，所谓"井水温而坚冰至"。这种蛰藏状态到春来升泄之时，真气弥沦于内外，内无匮乏之虞，外无空虚之虑，纵有客邪，是不会产生伏气温病的。而冬日不寒，仍行秋令，则精气内不蛰藏，秋金之燥气侵犯人体，暗耗真阴，亏耗精气，至春甲木旺盛之时，癸水衰枯，无以为发生滋润之本，被温热之邪触诱而病矣。这便是"冬伤于寒，春必温病"的病理机转。诚如《素问·六微旨大论》所说："至而至者和，至而不至，来气不及也……应则顺，否则逆，逆则变生，变则病。"这种不应有而有，应有不有，是造化之气失常，失常则气变，变常则气血纷扰而为病的情况就是"伤"。可见"冬伤于寒"是冬季之主气寒气之缺位。而这仅是导致伏气温病的一个因素。伏气温病发生还有另一个因素，这就是"冬不藏精"。"精"是什么？《内经》在这里明确回答是"身之本"，即人体的正气。在冬寒来气不及的情况下，精伤于燥，但尚未至发病程度。随着这种病变的持续，对"精"即是个暗耗的过程，此过程即"冬不藏精"之含义。至春木旺水亏，供求矛盾激化，被温热之邪触而即发。这便是冬不藏精，春必温病的发病原因。

伏气温病的病机决定了其发病即内热较甚，有显著化燥灼阴的症状特点，也决定了其治疗原则是清热透邪与顾精护阴并重。

基于以上理论认识，对春日突然高烧不退，津亏液耗明显者，我每用白虎加人参汤加味治疗，疗效甚为理想。如王某，男，46

刘方柏——破解入登经方家殿堂的三重迷碍

岁，春分前日发病。自觉"受凉"后，突然发热恶寒（体温持续在39.2℃～40℃），身痛头昏，口干而不思饮，心烦、干咳，静脉滴注病毒唑等药后症不减，次日就诊于中医，以银翘散合桑菊饮服药一剂仍不效，该医复诊后说，前方不效是因为将伤寒太阳病误作温病治，遂径投麻黄汤加石膏等，服药两剂，不仅无一分减退且大汗出而有神昏迹象，乃急忙转诊于我。观其面瘦削而红，唇干舌燥，舌质红而瘦萎，斑剥少苔，脉细数，诊为伏气温病。处以生石膏50克，知母12克，甘草10克，西洋参12克，粳米50克，玄参20克，五味子10克，麦冬10克。一剂而烧退恶寒止，余症大减。

可见伏气温病确实是存在的。它不同于由卫而气渐犯营血的普通温病。它的热不止于温邪初入，正邪纷争之热；它的伤阴，不是在温病发病过程中的逐步亏耗，故不能按在卫可汗、到气才清、入营用透、入血凉散的治疗原则，而必须一开始就注意其阴伤于前、病发于内的特点。

对经典著作这些重大理论命题，不仅需要深入研究的科学态度，更需要紧密联系临床、做出创新解读的求实精神和勇气。这就是汪石山等人能发现并确立伏气温病的原因所在。同样，对于临床一些常规辨证法难以做出妥帖辨析，或采用诸法治疗无效的疾病，也应持这种精神和勇气，从经典著作宝库中寻找新的武器，这也是我能对伏气温病做出一点新认识的原因。因为中医理论来自于实践，而经典理论更是先贤以其广博的学识、丰富的实践和高超的提炼能力对实践做出的精辟总结。

其实不仅是重大命题，有时甚至仅从一个字上，只要结合临床，穷钻不舍，也会对一些问题获得突破性认识的。

如"发黄"一症，在《伤寒论》中有19个条文提到（含重复和

"不发黄"），其治法可以粗归为五类：一为解表退黄法，如麻黄连翘赤小豆汤；二为清热退黄法，如栀子柏皮汤；三为通下退黄法，如茵陈蒿汤；四为温化退黄法，于寒湿中求之；五为逐瘀退黄法，如抵当汤。《金匮要略》论黄共22条，包括了湿热发黄、寒湿发黄、火劫发黄、燥结发黄、女劳发黄及虚黄等。两书除《伤寒论》125条"太阳病身黄、脉沉结、少腹硬、小便不利者，为无血也；小便自利，其人如狂者，血证谛也。抵当汤主之"中提到一个"血"字外，其余众多条文，均未提到血与黄的关系和从血论治的治法。而125条所出的抵当汤，后人已很少使用，说明黄疸因于瘀血的病机和瘀血黄疸的证候并未被人重视。而临床一些肝癌、胰头癌、胆管癌、胆总管阻塞等所致的黄疸，用其他退黄法显然或者全不对证，或如隔靴搔痒。能从仲景论中找到新的治疗方法吗？或者说《金匮要略》立专篇以论的内容中真的就没有为这类黄疸的辨治提供一点认识基础吗？原来破解玄机竟在一个"瘀"字。《金匮要略·黄疸病脉证并治》第1条，仲景对黄疸发病机理做了这样的概括："寸口脉浮而缓，浮则为风，缓则为痹，痹非中风。四肢苦烦，脾色必黄，瘀热以行。"唐宗海抓住论中这个"瘀"字，读出了仲景字面后的深刻义理。他在《金匮要略浅注补正》中说："瘀热以行，一个瘀字，便见黄发于血分，凡气分之热不得称瘀。"为说明黄因于瘀的道理，他特别举"小便黄赤短涩而不发黄者多矣"，以证明纵然热重而邪不犯血者则不发黄。在研究了仲景本条的一个"瘀"字后，他将黄疸病机概括为"脾为太阴湿土，土统血，热陷血分，脾湿郁遏，乃发为黄"。注家对经典的精彩剖析，给予我临床上巨大帮助。因为面对上述疾病退黄，我曾试过很多方法，效果都不满意，而就在穷于应对之时，读到了唐氏这段精论。我循其论绪，提出"瘀为血病，黄

刘方柏——破解入登经方家殿堂的三重迷碍

因瘀发。因而黄之愈深，则瘀必愈甚。瘀甚之证，唯宜逐之"。而逐瘀之方，仲景仅出抵当汤。此汤由水蛭、虻虫、桃仁、大黄四味药组成。虽然古医家认为方中虫药飞者走阳络，潜者入阴络，可从络脉层面剔瘀破血，但黄疸瘀血之成，必由气机被遏，邪陷血分，且多已气血亏虚，与仲景立方所针对的太阳蓄血证有别。而舍此又选何方呢？在遍寻经方却无最为恰当的方剂后，只好按理推求，选择了王清任的血府逐瘀汤。该方以调气之代表方四逆散和活血之代表方桃红四物汤两方为基础构建，既从气血根本入手，则其立方主旨即不限于针对哪个部位，因而最切合以全身发黄为表现的黄疸重证。在这一认识的指导下，我运用该方治疗了大批黄疸重证患者，其退黄成功率之高，可以说是惊人的。

如一男子，40余岁。突然高热寒战，重度黄疸，入某三甲医院，诊为肝肠吻合术后逆行感染（1年前行肝肠吻合术），慢性胰腺炎，胆管炎。经治半月余烧退，而黄疸不仅不退，且日渐增深。来诊时由人架扶拖步，双目深黄，腹胀，尿少，不断地吐痰涎，极度神疲懒言。脉濡，舌质瘀暗，舌底乌黑，舌苔黄厚少津。

总胆红素288μmol/L，直接胆红素192.2μmol/L，间接胆红素121.6μmol/L。

诊为重证瘀血黄疸，处以血府逐瘀汤加味：

当归12克，生地黄30克，桃仁10克，红花10克，枳壳12克，川芎12克，川牛膝12克，柴胡10克，赤芍10克，桔梗10克，甘草10克，水蛭10克。水煎，日1剂。

1周后，黄疸大退，纳谷香，行动自如而自行来诊，守方加减服药30余剂，黄疸退净，诸症消失。后历时10余年未见再发。

持经典之理，指导时方之用，可以看作是经方应用的发展。因

当代经方名家临床之路（第2版）

为时方也是历代医家从实践中经过千万次重复后确立的。临床谁最切中病机就用谁，而不妄称"非经方不用"，应该说才是读懂了经方和最善于用经方的。

即使众人皆知的方证相对治疗原则，在临床纷繁的症状中，"证"也未必皆能准确捕捉。因为有的"证"是被病人突出的其他症状掩盖着的。这就需要从复杂的病情中，运用条文精神进行对照比较，从而找出对证之方。

如：叶女，54岁，以心中麻辣感来诊。心中麻辣感20余年，发作时全身肌肉亦麻木，并必伴大便稀溏，麻辣感停止后，大便自行正常。近年来伴发身冷潮热，口苦，腹鸣、腹胀，不时心悸，胸中火烧样难受，欲吐，有惧怕感等多种症状。辗转治疗，上症未减。近期更增行走不稳、欲倒地感，脉迟细，舌正常。辨证为肝气郁结，心脾失调，阴阳气血失和，久病及肾之郁证。该患心中麻辣感虽无对症方药，而其身冷潮热，口苦腹胀，时呕，完全符合小柴胡汤所主之"往来寒热，胸胁苦满，心烦喜呕，口苦"等主证；其行走不稳，符合真武汤"振振欲擗地"主证，故两方合用。

柴胡10克，黄芩10克，半夏10克，炙甘草10克，大枣15克，炮附子20克，茯苓15克，白芍12克，生姜10克，人参10克，百合30克，龙骨30克，牡蛎30克。

服药两剂，自觉舒适，后连续服上方10余剂，心中麻辣感几近消失，头昏欲倒等症大减。

◆ 三、将经旨原则贯彻到具体治法中去

经典中有许多指导临床治疗的原则性内容，这些内容或以某篇

专论，或仅一言标出，因而有的并不被人重视。或者即使临床也在使用，而并未从理论上搞清这是遵从经典某原则的治疗，因而必然带有盲目性。

如《素问·调经论》云："血气者，喜温而恶寒，寒则泣不能流，温则消而去之。"我从经文这段对气血生理常态的描述中，领会到这其实也暗寓了一个治疗原则，即养血通络、温经散寒法。它具有重要的临床指导意义。我据此以当归四逆汤治疗每于初入冬季即冻疮累累者收效良好。坚持服用，对十指遇冷立即变白，继转青紫，持续10余分钟的肢端动脉痉挛症，亦获痊愈的疗效。不仅如此，对一些少见的不明原因的厥逆也收到了桴鼓之效。

如近日治一离休老人姜某，身患有冠心病等多种宿疾，而于1个月前住入某三甲医院。住院中渐感双肘及双膝下冰冷，中西治疗，不见半点改善，患者难以忍受自行来我处求治。扪其手足冰凉，诊其脉细而难察，乃断为素体血虚，复因寒邪凝滞，气血运行不畅，肌肤失于温养之血虚寒凝证，处以当归四逆汤原方两剂。患者未及服完，次日来到诊室，喜形于色地说，昨日药服下一次感温，服下两次当晚即手足温暖而安然入睡，现仅右足趾尚冷。

另如门诊极为常见的咽喉疼痛，人们多用银翘马勃汤、翘荷汤、玄麦甘桔汤等疏风散热、清利咽喉之方以治，实践证明这仅适宜于部分患者。而由于对"血气者，喜温而恶寒，寒则泣而不流，温则消而去之"经文的忽视，不敢投温热药，致使许多咽喉痛患者久治不愈。其实，有相当数量的患者是素体阳虚，复为阴寒所伤，客于咽喉，阻滞络脉所致，对这类患者只能治以温散。遵此原则，于临床对凡无咽喉鲜红肿痛或阴虚津亏之象者，都大胆投以麻黄附子细辛汤。该方于《伤寒论》中虽用治太阳少阴两感之证，而麻黄能宣通三焦，使肾中元阳布散全身，细辛功擅温散，《神农本草经》云可"利九窍"，附子温经扶阳。合方正合本证阳虚寒凝络阻之病机，故用于临床屡获佳效。

如焦某，男，71岁，咽痛，异物梗塞感，声嘶，已半年。曾用中西药治疗，均似有所减轻，而旋即如旧，近日更兼咳咯稠痰。视之咽部淡红，脉细，舌正。投麻黄附子细辛汤加味：

麻黄12克，炮附片15克，北辛10克，生诃子12克，炙僵蚕10克，桔梗10克，蝉蜕10克，甘草10克，海蛤粉20克，瓜仁10克，浙贝12克。

服药三剂复诊，咽舒畅通利，声嘶减。后续诊两次诸症消失。

经典中有的重要理论对临床治疗的指导作用，已趋衰微，需要我们加以重视。如《素问·六微旨大论》云："少阳之上，火气治之，中见厥阴；阳明之上，燥气治之，中见太阴；太阳之上，寒气治之，中见少阴；厥阴之上，风气治之，中见少阳；少阴之上，热气治之，中见太阳；太阴之上，湿气治之，中见阳明。所谓本也，本之下，中之见也，见之下，气之标也，本标不同，气应异象。"对于这种据"本""标""中见之气"和"从化"等概念进行辨治的原则，先师江尔逊认为"本"，即各经的病性，寒燥火湿热风分别代表了各经之病性。如"太阳之上，寒气治之"，"寒"为太阳之本气，则太阳病之病属寒，从而明确了一个针对病性的简要治疗原则。而我通过实际运用的体会，进一步具体地将这一原则的作用归纳为：释疑指向作用、探幽发微作用和相机调节作用。用以指导临床，效果很好。

如邓某，白内障术后，左眼红赤疼痛，阵阵心悸，数月来或就诊于眼科以结膜炎治，或服中药以上焦风热治，久久治疗无效。脉缓，苔薄黄。细询其恶寒，自汗。抓住恶寒、自汗、脉缓这一表现，定为证属太阳，本着"寒"为太阳之病性，不被目赤苔黄等"热象"所惑，大胆投以桂枝汤加龙骨、牡蛎。服药两剂后，不仅心悸止、自汗恶寒大减，目赤也大部消散。甘女，分娩13天，一直尿潴留。留置导尿管4天，拔管后尿滴沥不出，复插管导尿3500毫升后，再留置导尿管4天，拔管后仍不能尿。发热口渴，西医会诊后无计可施。我据"小便不利，微热而渴"属太阳，而太阳从本从标。发热为标气之热，小便不利为寒客太阳本腑膀胱，以五苓散加人参、黄芪、枳壳。服药2剂排尿，再2剂痊愈。

贯彻经旨需要从理论上研究，更需要从临床中体验。倘若依凭随文衍义的解释或脱离临床的"理法方药"套话，是背离经旨的，有时甚至会湮没一门治法的。如《金匮要略·惊悸吐衄下血胸满瘀血病脉证并治》中的"吐血不止者，柏叶汤主之"。人们首先对吐血认定是由火所致，如《济生方·吐衄》肯定地说："夫血之妄行也，未有不因热之所发，盖血得热则淖溢，血气俱热，血随气上，乃吐血。"而后人基本都是在这一认识的基础上，再分析方义，这不成了削足以适履吗？以致魏荔彤这种较务实的注家都认为，该方取"柏叶性轻质清，气香味甘，治上部滞腻之圣药……佐以姜艾之辛温，恐遇寒而又凝也。合以马通汁破宿血养新血，止吐衄有尚功，是又血热妄行之尚治也。正阴虚而阳未虚，有火邪者主此"。这种解释首先忽略了"吐血不止"四字背后的含义：既言"不止"必非新发；既言"不止"必已早用寒凉类止血药无效。而"柏叶汤主之"，按仲景的用词习惯是首选，是必用。第二是回避了干姜、艾叶都是没有争议的辛温之性。考《伤寒论》中所用以干姜为主药的四逆汤凡13条，未有一条不是用治温中救逆。而方中的柏叶仅属微寒，不属凉血止血药，是任何类型的出血皆可使用的止血药。因此，姜艾在方中的作用不是"防凝"，而是温阳摄血。亦即本方是一个确确实实的温阳摄血剂。它针对的是《灵枢·百病始生篇》"阳络伤则血外溢"的病机。基于上述认识，我在治吐血时，凡不具有实热火动指征，且久经治疗不效者，一律以此汤为主，随证合用他方，临床一般都在少则一剂，多则数剂而吐血即止。

如袁某，女，60岁，断续咯血30年。初时数年一发，渐加频，及至近半年，一日多次发生，痰唾均混鲜红血液。咯血前左胁肋痛，咳嗽，心悸气憋，头昏欲倒感。CT摄片示左下肺点状影，性质待定，血常规及B超等无异常发现。口腔及咽喉无充血水肿。脉迟细，右三部尤迟细，苔薄黄。诊为阳络受伤之咯血证。

处以柏叶汤合归脾汤加味：

侧柏叶20克，干姜10克，艾叶10克，炒白术10克，黄芪30克，白参10克，当归10克，茯苓10克，桂圆肉10克，大枣20克，白及10克，仙鹤草30克，阿胶10克（烊），山药30克。

二诊，服完3剂，咯血大减，续上方3剂。

三诊，血已全止，余诸症均大减。

经典提出的治疗原则是数不胜数的。只要我们悉心体察，躬身践验，在有方时察其真谛而效其用，无方时循其精神发掘方药，就一定能在经习用的道路上不断有所新获。我据此精神，不断在法与方间进行推求，颇有收获。如以化气行水法用治湿疹，寒热并用法用治大肠湿热之大便零碎，温化痰饮法治疗身体某部位顽固性寒冷……皆收到十分满意的疗效。

"恒"是坚持。经方学用是一个浩大工程，需要坚持不断的文献学习和躬身临床的应用体验，浅尝辄止和一蹴而就的企图，都是对"恒"的背离。"思"是探索。学条文时探索方证机理，用方时探索方的正用、特用、借用、权宜用、鉴别用、发掘用、扩大范围用、增减药味用和两方以上联用等。无恒则难入门径，无思则不能深入。这里，不做全面论述，仅举一二。

◆ 一、经方是治疗疑难病的法宝

我曾将"疑难病"定义为"病因不明，病机难辨，病情复杂，症状罕见，表现怪异，辗转治疗无效，或公认的难治性病症"。这其间，显然包括了大量可治性疾病。而之所以变成"疑难"，有的可能就是医者经方应用能力欠佳所致。

30年前我曾治一段姓女患者，44岁，患白细胞减少症已10年。两个月前突然加重，头昏不举，倦怠至极，饮食锐减，伴见牙龈嫩红出血，口腔内多处溃破，疼痛不止。除上述见症外，夜间每两小时潮热一次，每次约10分钟，尤以背心及手足心热甚。伴颜面潮红，必用扇子猛扇，继之大汗出而烧退。烧退后转而发冷，骨节疼痛，心悸。面苍白，气短难续，住入某院。当时查白细胞总数为2.5×10^9/L，以西医为主治疗的同时，中医先后使用了黄连解毒汤、清胃散、甘露饮、补中益气汤、八珍汤、竹叶石膏汤，并曾先后加用过人中黄、蜂房、紫河车、黄芪等性味各异的数十种中药。但症状或此略好而彼加重，或毫不见效而新症复生。住院 40 余日后诸症不仅不见好转，且白细胞总数渐降至 2.1×10^9/L，由家人背来我诊室求治。患者系我早年同一镇上工作过的老熟人，竟因形瘦体脱而乍未能识。问其病情，语音低怯难闻，诊其脉虚数无力，口腔两颊遍布地图状溃疡（某医学院附院诊为口腔扁平苔癣），龈溃破，舌形胖色淡，细究其证当属阴精涸竭，真阳浮越之虚劳重证。此证见症多端，病情极为复杂，唯有抓住调阴阳，才能驾驭全局。而因衰竭至极之体，呈现出寒热难辨析的病情，稍一孟浪，即可毙命。乃用小建中汤原方一剂，意在以温热小试。方用桂枝 10 克，炙甘草 10 克，大枣 20 克，白芍 30 克，生姜 10 克，饴糖 30 克（烊化兑入）。不料服药当晚潮热之势大敛，余诸症均略减轻。遂大胆投以肾气丸加味：

肉桂 3 克，炮附片 12 克，熟地黄 15 克，茯苓 12 克，山茱萸 20 克，牡丹皮 10 克，泽泻 12 克，山药 12 克，鹿角胶（烊）10 克，紫河车 12 克，龙骨 30 克，牡蛎 30 克。

上方服后诸症递减，坚持服用 1 个月，白细胞总数恒定在 3.5×10^9/L，诸症基本消失。

经方奇效的取得，有时在于对仲景同治一病时，所出不同方剂的准确选用，同时，也在于熟练地掌握两方联用之类的技巧。

如 1992 年 1 月 18 日治简某，男，41 岁。气从小腹上冲，断续发作一年余。伴腹痛，腹中鸣响。发作时须不断用拳捶打胸部，日作数次。曾辗转多家医院治疗无效。近 10 天来发时疼痛加重，如咬如钻，难以忍受。大便干结，嗳气频频。脉迟细，舌质略红，苔黄。本患属奔豚气无疑。本病仲景在《金匮要略》中立专篇列论，而所出奔豚汤、桂枝加桂汤及茯苓桂枝甘草大枣汤，三方选哪个方呢？

刘方柏——破解入登经方家殿堂的三重迷碍

细究奔豚汤用芎归芍四物之半以和血利血，芩半草姜小柴之半以和缓其疾，总体性偏凉而用在和。苓桂甘枣汤治奔豚欲作而非已作，且重在祛水饮而防悸动。只有桂枝加桂汤温通心阳而降冲逆，所主之"气从少腹上冲心"，不仅与该患症状相符，且可以其温散之力，解除寒邪收引拘急导致的如咬如钻的剧痛。但患者还有另一主症，即嗳气频频，单用桂枝加桂汤对于患者气逆这一重要主症，恐怕还力薄难逮。乃加用和胃降逆之旋覆代赭石汤，药用：

桂枝 25 克，白芍 20 克，炙甘草 10 克，大枣 10 克，旋覆花 10 克（包），半夏 10 克，党参 30 克，赭石 10 克，生姜 30 克。

服药 2 剂，诸症大减，加李根白皮，再服 3 剂痊愈。10 余年后，因他病来诊，询知从未复发。

这种经方合用，很多时候是遵条文即可，而有时却是既循病机又遵条文的。

如一黄姓女患，45 岁，每于生气即小便淋沥、频数，断续发作两年多。近来更增忧虑时亦发。发时 5～10 分钟小便一次，淋沥不尽难以自控，历经中西治疗不效。来诊时，持续不止已月余，候诊短时内两次登厕，嗳气频频，口渴。脉迟细，苔白。诊为气机不利，气不化水，治当化气行水，疏利气机。循病机投化气行水之专剂五苓散，遵条文用治"噫气"不除之旋覆代赭石汤。处以五苓散合旋覆代赭石汤加味：

猪苓 10 克，茯苓 15 克，泽泻 30 克，白术 12 克，桂枝 10 克，旋覆花 10 克（包），半夏 12 克，赭石 10 克，党参 20 克，甘草 10 克，枳壳 10 克，益智仁 10 克。

服完 2 剂，小便近 2 小时一次，每次量大增，嗳气大减，原方续服 10 剂而愈。

又如石某，19 岁，呕吐断续发作 6 年。起于胃脘痛，继之呕吐，日数次。初吐食物，继吐黄酸液。胃镜查为胆汁反流性胃炎，钡餐透视无阳性发现，某大学附属医院诊为"功能性呕吐"，中西治疗无效。现每日呕吐 10 余次，纳差，神疲，头痛，咳嗽感冒不断，面苍黄少华，脉迟细，舌苔薄白。

以吴茱萸合五苓散加味：

吴茱萸 10 克，红参 10 克，炙甘草 10 克，大枣 20 克，桂枝 10 克，白术 12 克，猪苓 10 克，茯苓 15 克，泽泻 30 克，生姜 10 克，伏龙肝 30 克（即烧柴草之灶心土，泡化后取汤去渣煎药）。

服完 3 剂，呕吐降至每日 1 次，上方加半夏 30 克，荜茇 10 克，公丁 10 克，再服 3 剂。第三诊时不仅呕吐停止，持续七八年之咳嗽亦止，面色转好。两个月后其母来诊，云呕吐一直未发。

吴茱萸汤《伤寒论》凡三条均涉虚寒呕吐，五苓散条文虽仅用治水逆呕吐，而为化气行水之名方。本病属肝胃寒凝、气机逆乱之虚寒呕吐，两方联用正对其病机，故一用即效。本案辗转诊治六年，令我深感提高医界经方整体应用水平的迫切性。

◆ 二、方证相对加专方专药

方证相对是经方应用的基本原则。专方则是指治某病或某证的专用方，如寒饮咳嗽之用小青龙汤，蛔厥证之用乌梅丸，气郁证之用四逆散等。专药的应用则是建立在经方可以加减这一认识基础上的。

临床有是证用是方，甚至在其证"不必悉具"时仍可加以使用。而"证"是患者机体对致病因子在某阶段中反应状态的综合概括，具有阶段性。即是说某病过程中，可在不同时期表现出不同的"证"。而不论何时期、何阶段，作为该病的基本病理又始终存在，所以，不少情况下在遵方证相对原则时，不应忽视添用专病专药，以杜疾病的"根"。

如代某，男，12岁，患急性肾炎住院，中西医治疗40余日不效。来诊时面浮肿，少尿，口渴思饮，尿常规：蛋白+++，红细胞+++，脓球++，管型++。脉细数，舌干稍红。处以麻黄连翘赤小豆汤加味，服5剂肿消而尿检如故。乃循方证相对原则，遵"小便不利者，有水气，其人苦渴，栝楼瞿麦丸主之"，及"脉浮发热，渴欲饮水，小便不利者，猪苓汤主之"条文，并据湿热之邪存在于肾炎全过程的病理特点，加用清利湿热药，处方：

花粉10克，瞿麦12克，茯苓12克，山药15克，猪苓12克，泽泻20克，阿胶10克（烊），滑石30克，忍冬藤30克，黄芪30克，赤小豆30克，野菊花30克。

日1剂。服完3剂尿蛋白等消失，偶见红细胞，守方服2个月，诸症消失，多次尿检正常。

这种"以病加药"的应用，临床常以经方加特效药的形式体现，它包括后世研究发现的诸多特效药。

如易女，46岁，手指及双下肢疼痛1年，四肢厥冷，趾指皆红肿胀大，不能伸屈，痛剧时不可忍受，大声哭叫。遍服中西药物，多数无效，少数可暂缓一时。近半年来，更增全身皮肤泛发红色斑块，痒痛发烧，辗转治疗无效，十分痛苦。辨为禀赋特异，素体亏虚，风湿流注筋脉关节，风热郁结皮肤肌表。遵《金匮要略·中风历节病脉证并治》"诸肢节疼痛，身体尪羸……桂枝芍药知母汤主之"的同时，加入研究证实有抗敏作用的药物，处以：

桂枝 12 克，白芍 30 克，知母 10 克，防风 12 克，苍术 10 克，麻黄 10 克，炮附片 12 克，蜈蚣 2 条，石膏 30 克，紫草 20 克，茜草 10 克，蝉蜕 10 克，甘草 10 克。

服药 2 剂，疼痛大减，肿痒渐退。再服 3 剂，关节肿胀消退，红斑渐减。坚持服药 1 个月，疼痛消失，红斑全退，指趾活动自如。

又如李某，76 岁，呃逆，泛酸，烧心，断续发作两年。呃逆甚时食物从胃中反流口内，泛酸烧心。每于夜间睡卧时呃声频频，至同室病友或家人无法安睡，并伴长期低烧。如是者，每年达 300 天以上，十分痛苦。

遍做 CT、磁共振、胃镜、肠镜、食道活检等各种检查，发现浅表性胃炎、胃溃疡、反流性食道炎、食道多发溃疡，并有高血压、脑缺血、脑萎缩等多种疾病。先后于某军区医院等多家三甲医院数次住院，不见好转，每次都在医院束手无策时，只好出院。

来诊时瘦削形衰，神疲懒言，呃声频频。脉弦缓，苔薄黄。

我几乎没有考虑其久于大型综合医院治疗无效的经历，直断其为肝胃失和、胃气上逆的顽固性呃逆症。并立时想到了《伤寒论》161 条 "心下痞硬，噫气不除者，旋覆代赭石汤主之" 的条文，因其病总缘气郁气逆，而四逆散性兼调降散收，功长疏肝解郁，故以二方合用，加入制酸特效药瓦楞子、牡蛎和《本草拾遗》记载专 "止哕气" 的柿蒂。方用：

旋覆花 10 克，法夏 12 克，柿蒂 10 克，公丁 10 克，赭石 12 克，人参 12 克，炙甘草 10 克，白芍 15 克，柴胡 10 克，炒枳实 10 克，大枣 20 克，牡蛎 30 克，瓦楞子 30 克，生姜 10 克。

服完 2 剂来诊。进入诊室还未坐定，其保姆即说上方仅服下一次，就于沙发上入睡，睡中呃逆即停，醒后亦未再发。服完 2 剂，诸症均减，胃中十分舒适，患者欣喜之情溢于言表。后时有小发或中途新出现一些见症，均从本方随症加减。坚持以上方为主，配合针灸，调治年余，停药观察一年，呃逆一直未发。

即使经方本身，也并不忽视"特效药"。如凡治悸之方多加用桂枝。因桂枝是治悸的特效药，故所立治悸或气上冲之桂枝加桂汤、桂枝甘草汤、茯苓桂枝甘草大枣汤、小建中汤、炙甘草汤、桂枝救逆汤等方，未有不以桂枝为主药或加用桂枝者。根据这一规律，将这类含桂枝的方药，用治各类心脏病，对平息心悸症状，效果良好。

如李某，男，49岁。心中悬吊感断续发作5年，开始间隔时间长，近两年发作逐渐频繁，心中悬吊感亦感加重，并有一种针挑拨感，每发时自觉有气上冲，心跳响声明显，欲以手按压，十分难受。近半月来上症持续不止，心电图示频发性窦性早搏。1周前曾昏迷一次，伴痰鸣，约1分钟后自行清醒。平日恶寒，喜呕。脉濡，舌质稍暗。辨为心阳不足，痰瘀痹阻。据其发时喜以手按压，符合"其人叉手自冒心，心下悸，欲得按者"之桂枝甘草汤证；又据其有气上冲感，符合"气从少腹上冲者"的桂枝加桂汤证。遂将以上两方合用，处以：

桂枝15克，炙甘草12克，白芍12克，生姜10克，大枣20克，茯苓12克，龙骨30克，牡蛎30克。

服药4剂，悬吊感大减，精神好转，前方加阿胶10克（烊）、红参10克、麦冬12克（即合入炙甘草汤之意）坚持服用半月，心悸、心中悬吊感完全消失。

◆ 三、经方扩大运用天地广阔

我常想，经方仅 300 多首，能应治如此多的疑难病症，甚至被尊为百病立法而应用无穷，可见兼具治疗学、病机学和方法学意义。这其间似乎包括了三个层面：其表层是对证用方；中层是依方循理而扩大其用；底层是遵其理法而应用于神明变化之中——与时方珠联璧合同用，甚至效其神形，融汇新知，而立新方。后者不应看作是经方的嬗变，而应当看作是对经方精神的发掘与发挥。

当代这种创方是很多的。但这样说是不是将经方的外延任意扩大，从而造成混乱呢？我认为是不会的。因为它的"形"，完全是经方的骨架、结构和外壳；"神"，完全是受经方理论的指导而体现着经方精神的。最典型的莫过于吴咸中院士所创的清胰汤了。该方由柴胡、黄芩、胡黄连、白芍、延胡、芒硝、大黄、木香等药组成。其"形"显然是脱胎于大柴胡汤，而其"神"则直接承接了仲景对阳明三急下证和少阴三急下证的治疗思路。因为大柴胡汤《伤寒论》所出三个条文与胰腺炎的临床表现并不相同，而阳明三急下、少阴三急下所用之大承气汤，作用为单一通下，缺乏通透脏腑导管之作用。然而，胰腺炎又确实病属腑实，关涉少阳、阳明，故依其形而效其神地另组新方就成了必然。

我曾循此认识，治疗了一例重症急腹症。

那是 30 多年前，在边远山区乡镇卫生院，患者为一女性青年，右上腹突发性疼痛，阵发性加重，重时如钻如顶，难以忍受。西医按胆道蛔虫治疗，症不仅不减，更出现频繁呕吐，发烧呈升高趋势。患者高声吼叫，满床翻滚，呕吐大量苦水。我急投以乌梅丸加芒硝。

药后吐出蛔虫 3 条，大便一次，疼痛呕吐曾稍减。而次日中午突然寒战高烧，体温猛升至 40.1℃，疼痛变为持续性，牵扯肩背，烦躁不安，弯腰坐起，右上腹可触到明显包块，仍呕吐，并突出感到口苦、口渴、目眩。显然证已由蛔厥诱发了胰腺炎。吴院士在急性胰腺炎分型时，干脆将"蛔虫上扰"同肝郁气滞、脾胃实热、脾胃湿热并列为四型，所创的清胰汤正合此证，立即处以：

柴胡 12 克，白芍 30 克，生大黄 10 克，木香 10 克，延胡 10 克，法夏 12 克，乌梅 12 克，黄芩 10 克，芒硝 18 克（冲），炒川楝 10 克，银花 30 克，黄连 10 克，黄柏 12 克。

仅服一剂，大便通下，连续排出黑色稀便 3 次，内夹蛔虫数十条，随之烧退痛止，呕停渴减，仅感神疲、困倦至极，嗜睡懒言，调治数日而愈。

也许这算是经方精神的扩大应用。而作为经方本身的扩大应用，虽然很多人都在践行，但一些不被人们重视的"冷秘方"，连平常遵条文主治都极少人用，更不说扩大应用了。而我的经验证明，这是一个很有价值的发掘方向。如《金匮要略·百合狐惑阴阳毒病证治》："阳毒之为病，面赤斑斑如锦纹，咽喉痛，唾脓血。五日可治，七日不可治，升麻鳖甲汤主之。"我将条文"阳毒"与下条治"阴毒"两论统而观之，确认该方所治病症的关键在一个"毒"字。尤在泾说："毒者，邪气蕴结不解之谓。"并认为"阳毒非必极热，阴毒非必极寒。邪在阳者为阳毒，邪在阴者为阴毒"。更教人在运用该方时，不必以病之寒热属性为限，只重其为因"毒"而致即可。再研究方中升麻功擅解毒，雄黄《本草纲目》谓能"杀邪气百毒"，鳖甲《神农本草经》谓"可去阴蚀恶肉"。于是认为该方于理于方于药均是一首攻毒之方。并据此将之移治多例邪毒嚣张的狐惑病重证患者，皆获奇效（见《刘方柏重急奇顽证救治实录》）。不仅如此，我还将其用治一些顽固性皮肤病，如不明原因的瘀斑、红斑性狼疮之颜面蝶形红斑、顽固性日光性皮炎等，均收到了良效。

1991 年 4 月 16 日，一古姓女子来诊，云每从春日开始，一受日光照晒，即面部充血发红斑，瘙痒疼痛，几日后脱屑症减，而稍一不慎又发。如此反复不止已 8 年，曾于某省皮肤研究所等处治疗，效果不佳。又经本厂医院静脉滴注地塞米松等，仍不效。来诊时已发 4 天，满面红斑，疼痛瘙痒，部分红斑表皮脱屑，口燥咽干，坐不能宁。舌黄偏干，脉平。诊为阳毒为患，处以升麻鳖甲汤加味：

升麻 15 克，鳖甲 15 克，当归 10 克，生地黄 30 克，紫草 30 克，防风 10 克，雄黄 1 克（冲），甘草 15 克，赤芍 10 克，川椒 10 克（炒）。

17 日来诊，服药仅 1 剂，面红大减，肿消退，痛痒极轻。

20 日三诊，红肿退净，唯两颧尚有极少隐斑，续方巩固。

经方中需要"唤醒"的太多了。人们一方面承认经方疗效确切，而却将为数并不算多的经方中的不少方子废置，这就无意中从另一个方面限制了经方的应用。于是"唤醒"也就成了扩大。

如 1990 年 8 月治李姓中年女子，头顶冷痛，四肢厥冷数年，每以热烫之物加于头顶可立时舒缓，盛夏来诊仍头戴厚棉帽。脉迟细，舌淡。证为血虚寒凝，气血失运，经脉失温。处以当归四逆汤合吴茱萸汤内服的同时，外用头风摩散方。即以生附片 60 克，捣碎加食盐 100 克，同炒至滚烫时，迅速装于布袋内，置于头顶，上覆厚毛巾。

2 个月后，其女儿因病来诊，云外敷方当即令疼痛得止，反复炒敷 3 次，及服完 2 剂药后疼痛全止，多年厚帽已不再戴了。

刘方柏——破解入登经方家殿堂的三重迷碍

◆ 四、经方的急症治疗作用，应当成为一个发掘重点

经方治疗急症的作用，是不容置疑的。因为仲景的经方本身是在应对"余宗族素多，向余二百，建安纪年以来，犹未十稔，其死亡者，三分有二，伤寒十居其七"的急症肆虐过程中形成体系的。条文中除大量急症内容外，明确标出"不治""死""难治"等急重病情的随处可见。"急下之""急温之"等抢治要求也常随方而出。近代在经方基础上，创制了治疗急腹症的系列方；在治胸痹方基础上创制了治疗心肌梗死的救治方。运用经方治疗各类急症病人的报道，更是时常见诸于杂志，所有这一切，都说明经方对急症的救治作用不仅原本具备，并且极蕴潜力。只是由于中医急诊阵地的萎缩，这些快利的"枪"，因此变得有些锈迹。而作为中医临床工作者，是有责任擦去这些锈迹，用好这些快枪的。当然，这需要从一病一症的治疗开始。

1988 年 6 月，张姓女，14 岁。腹痛时缓时急 1 个月来诊。疼痛部位在脐上偏右侧，剧时整个脐上部均痛，延及右肋下，曾两次痛至休克。西医查肝功、血象、B 超无有价值之阳性体征发现。曾有洗肉水样尿，表情呆滞，反应迟钝，言语吐字不清，疑为血卟啉病。曾先后静脉滴注葡萄糖酸钙、氯丙嗪，并数次肌肉注射杜冷丁，但均稍见减轻，过后如故。昨晚又痛至休克，其家长送来我处要求中药治疗。

观其身体虚弱，面色苍白少华，语声低微不清，神清淡漠呆钝。六脉细数无力，舌体胖大，舌边齿印，舌尖稍红，苔白厚腻。

当代经方名家临床之路（第 2 版）

本例病程逾月，脉细声低息微，证属虚寒无疑。而虚寒腹痛者，未有不与脾肾相关，故诊为脾肾阳衰、阴寒内盛之腹痛。《伤寒论》316 条云："少阴病二三日不已，至四五日腹痛……真武汤主之。"故用真武汤合吴茱萸汤加味。《伤寒论》中用吴茱萸汤凡三次，虽然均不言治腹痛，但其所针对的肝脾肾虚寒"证"，本患证候本质与之完全相同。而《本草纲目》言吴茱萸能治"阴毒腹痛"，《别录》则说该药能治"腹中绞痛"。仲景用其组成的吴茱萸汤，在加生姜以增强温散之力的同时，加入了人参、大枣，从而有了温中而散寒、补中以泄浊的作用，极符合该患者久病虚衰的病机。仲景条文，常是病案举例似的，并不包括该方的所有症状，要害是把握"证"的相同。因此，不选《金匮要略》治寒疝之方，而选本方与真武汤联用：

炮附片 20 克，生姜 10 克，炒白术 10 克，茯苓 15 克，白芍 30 克，吴茱萸 10 克，党参 30 克，大枣 20 克，炙甘草 10 克，延胡 10 克，暂开 1 剂。

次日来诊。服上方后昨晚起一直未剧痛，平时疼痛亦减轻，精神转好，反应较灵，续方 1 剂。三诊时疼痛更减，昨下午已进饮食。疼痛轻微，且局限于脐上右侧。脉较前有力，舌苔白，舌中心部黄而带黑，再服 3 剂，疼痛基本得止。

我在漫漫临床之路摸爬的数十年中，敢于从不推诿和拒治各种疑难与急重症患者，从某种意义上讲，是因为掌握着经方法宝。而持经方"利剑"屡斩顽疾，又进一步增强了我研习经方的兴趣和发掘经方宝藏的决心。以上所举，虽然仅是一鳞半爪，却真切反映了只要坚持不懈地在临床中探求，就能不断地获得经方的神奇疗效。

跟师学习，是中医学术传承的重要途径，这已经成为人们的共识，因为中医传承太需要手把手的传授了。从理论来说，医书浩如烟海，皓首难以穷经，需要指教、点拨和熏陶。从临床来说，一个医生的实践面太有限了，需要别人的经验传授和教训警示，而这两者，都能从老师那里快速获得。作为擅长经方的医者，既要求深厚的仲景学说素养，又要求坚实的经方临证应用功力。而这种要求没有名师的带教，没有长期侍诊耳濡目染的过程和震惊心志的验案救治记忆，是很难达到的。这还仅是"承"的要求。若承而不创，学术就会停滞，最佳结果，就是保持历史水平。而由于任何一个跟师学生都很难"尽得其传"，这就意味着如果不创，连师代的水平都是难以保持的。因此，可以认为，跟师就能大大缩短成才过程，跟师就能直接学会"诀窍"，跟师就能明确主攻目标，跟师才有创新可能。

那么，怎样才能通过跟师而实现学业的腾飞呢？

◆ 一、导师的专长即自己的主攻方向

跟名师是接受研究性质的高等教育。将名师的专长作为研究方向，是传承好导师学术的基础。跟随经方家，突出的也是总体的要求，必须落实到经方的"用"字上。而用的后面有着严格的理论素养要求，怎样学好指导经方应用的理论呢？先师江尔逊认为：奉原

著为圭臬是前提，读书与临证结合是根本，背诵与理解不偏废是关键。因此，对仲景原著的反复读，背诵读，研究读，逐字逐句琢磨的精读，便成了起点。

如我在研读《伤寒论》时，发现"发热"一症出现频率甚高，六经中除太阴外其余五经均有发热。通过深入研究，发现全书关乎发热者有116条（尚不包括省文），约占条文的三分之一。仲景描述这一症状采用的提法达53种，分别用以表发热时间、表发热程度、表发热状态、表发热部位、表鉴别意义、表特殊情况、表发热与病机的关系等。从这些丰富的内容和生动的描述中，可以看到低热、中热、高热、超高热的不同热势，和用体温表所反映不出的多种发热情况。并可从乍看相同的发热中，区别它们所代表的不同病机。

通过对发热的研究，发现它在"八纲"辨证的形成过程中起着重要作用。如"病有发热恶寒者，发于阳也，无热恶寒者，发于阴也……"这是将有无发热作为辨外感病阴阳两大类之总纲。又以"病人身大热，反欲得近衣者，热在皮肤，寒在骨髓也；身大寒，反不欲近衣者，寒在皮肤，热在骨髓也"，作为辨寒热真假之依据。以病人的外在情况——"身大热，身大寒"，联系其对衣（热）的喜恶，对寒热两纲作出判定。用"恶寒发热""翕翕发热"以表病之在表；用"蒸蒸发热""恶热"，以表病之在里，明确表里两纲。用"潮热""表里俱热"，以表邪气之实；用"反发热""里寒外热"以表正气之虚。从而为"八纲"辨证骨架起了重要的"构件"作用。并以整体恒动观，不断地通过发热的纵横联系，具体地反映着疾病的阴阳表里寒热情况。从而，在为仲景是"八纲"辨证法首创者提供了理论支持的同时，也为面对发热，如何选用经方提供了深层次的遣方依据。

发热在病机和诊断上的地位，决定了它在治疗上的意义。因而，同其他伴见症一起，作为遣方用药依据者，论中达 67 条。不仅如此，仲景还通过发热同伴见症结合，以 21 个条文之多，标识着疾病的预后。通过以上研究，得出了寒乃邪气干正，热乃正气抗邪；寒之轻重表现着邪之微盛，而热之有无，代表着正之存亡的认识。并认为发热是六经证候规律的反映，八纲辨证形成的条件，辨证诊治的重要依据和正气抗邪的表现形式。

这种在类证基础上，分别对某个症状进行深入的全方位的透析研究，其理论意义是明显的，而对临床遣方更有其具体指导作用。

如张某，男，58 岁。身大热不去已 1 周，口干而不索饮，便稀，咽干痛，烦躁不安，汗出肢冷。曾用西药治疗症稍减而复如故。也曾用白虎加人参汤 3 剂，非仅不效，且益倦怠蜷缩。来诊时身热面赤，懒言身蜷，口干舌燥而不欲饮，汗冷。脉沉细，两尺尤微，舌红而微卷，干燥少苔。细究其热甚舌红干，烦躁，当属阳明病，而表热甚却身喜蜷屈，口干但并不思饮，烦躁却更显神疲，服白虎加人参却热不减，脉沉细而两尺微，则非阳明。联系《伤寒论》见"身蜷"有三条，一为"不治"，一为"死"，而独 289 条云："少阴病，恶寒而蜷，时自烦，欲去衣被者，可治。"这里以"欲去衣被"标志阳气尚存，本患者身蜷而热，说明阳浮越而未绝，当属可治。乃诊为少阴阳衰，阴盛格阳之真寒假热证，处以白通加人尿猪胆汁汤。该方用四逆汤之大辛大热，以速破在内之阴寒，用葱白之润以通于肾，以人尿之咸寒、猪胆汁之苦寒，引阳药达于至阴之地而通之。

生附片 12 克，干姜 10 克，葱白 10 克，牡蛎 30 克，肉桂 6 克，细辛 10 克，人尿 60 毫升，猪胆汁 1 个。

当代经方名家临床之路（第 2 版）

上药水煎，煎成后兑入健康儿童之尿和猪胆汁。为防隔拒，嘱待药冷后少量多次分服。

孰料服完一剂，热势得退，烦躁得止，余症亦随之减轻。改通脉汤3剂，诸症得瘳。

欲用好经方，必须从各个方面对仲景学说进行深入的研究，并在临床中验证和加深认识，而不仅停留于理论争议。

如《伤寒论·厥阴病篇》，有人认为提纲与篇中其他内容间的关系不明确；篇中所出方药与主证的关系不明确；厥阴病的临床证候不明确；加上一些条文与《金匮要略》重复，因此认为是错抄《金匮要略》，从而推论厥阴病并不存在。这里，核心问题是，厥阴病有何生理病理特点和有无临床证候可稽。对此，我首先从厥阴病的生理病理进行了研究。厥阴处于"两阴交尽，一阳初生"地位，说明其阴气少并正向阳转化。这种转化正常过程如何，异常时又有何表现，需要结合六经的"欲解时"进行认识。六经"欲解时"是指本经经气自旺之时，正常人无所谓"自解"，而病后则是疾病变化的关键。少阳病的欲解时为从寅至辰上（相当于凌晨3点到9点），厥阴病为从丑至卯上（相当于子夜1点到7点）。由此可以看出：

第一，一阳初生之气在少阳主令之寅时即已萌发，到厥阴主令的后两个时辰（寅卯）逐渐发展，导致经气的从阴出阳。

第二，厥阴虽为阴经，但同少阳交叉主令达两个时辰，受少阳影响。这种影响正常时可使阴阳冲和调达，异常时可出现阴阳的偏极，导致或寒或热证。

第三，厥阴处于由阴向阳过渡的节骨眼上，阴阳气均处于低水平的变化阶段，这是厥阴生理上较脆弱，病后变化较多，且多虚证或阴阳混淆、寒热错杂证的生理病理因素，其病理本质和要害是阴阳失调和淆乱。厥阴中见少阳，说明少阳火气对厥阴生理的平衡有着重要作用。故厥阴风气必兼少阳之火，才是和风。此和风乃阴阳调和的象征，唐容川称之谓"少阳之冲气"，人体阴阳消长平衡与之密切相关。故"厥阴不从标本，从乎中见也"。若一阳之气当至而不至，病后则为寒风，若至而太过则热化而为热风，这是少阳病进可成厥阴病，厥阴病退可转化为少阳病的原因。

手足厥阴循行联系了多个脏器和10条经络。禀风木而寄相火，下连寒水为乙癸同源，上接心火为母子相应。其病后症状虽然复杂，难于简单概括，但仍可以阴阳错乱、肝脾不和加以归统。前者包括两阴交尽、一阳初生的生理遭破坏出现的证候，后者包括风木肝脏疏泄失常或夹肾水侮土等病变。

明确了厥阴生理病理情况后，即可进一步研究其证候类型。这些类型包括阴阳混淆的寒热错杂证；阴阳偏极的或寒或热证；阴阳气不相顺接的厥证（包括阴阳消长的寒热胜复）；肝脾不和的下利吐哕证。并可明确造成厥的原因有4个方面：阳气衰无力敷布；阴衰火化太过，阴精不能载阳以行，阳气伏内失于布散；阴阳错杂，疏泄功能失常；邪气（水饮、食积、虫症）阻滞，致阳气不能布达。

我对理论问题做了上述系统研究后，确认了厥利呕烦为厥阴病的主要临床表现，并开始于临床仔细辨识厥阴病患者。如同人们常说的一样，机会确实是为有心人准备的。

1989年秋，黄姓中年男子来诊。先以咽痛、便秘就诊于某中医，用翘荷汤加味，致大便稀水而咽痛仍不止。该医复以理中汤加味以治，稀便不止而咽痛益甚，如此病情不断加重，迁延已六日，转诊于我。细询初诊前两天即恶寒身痛，自服"感冒片"症减，继而咽痛。经治不仅不止，且咯浓稠痰，内中带鲜血。昨日摄胸片心

当代经方名家临床之路（第2版）

肺正常，咽严重充血而表面覆附白黏涎物，口臭。诊脉时发现双手冰冷，即摸其脚，膝以下亦冷甚，脉虚大而迟。鉴于前医已寒温皆用，症状一派燥热，而却肢冷脉虚迟，辨证难明，不敢贸然处方，乃请患者先去输液室输其已续用第5日之青霉素。立即查阅《金匮要略》有关篇章，未见相近条文。复查《伤寒论·厥阴篇》，当查至357条"伤寒六七日，大下后，寸脉沉而迟，手足厥逆，下部脉不至，喉咽不利，唾脓血，泄利不止者，为难治，麻黄升麻汤主之"时，不竟拍案而起，该患不正是正伤邪陷，阳气不能宣达，酿热伤络；阳气不能布达，被郁厥冷的厥阴厥利证吗？

遂以麻黄升麻汤原方2剂：

麻黄10克，升麻10克，当归10克，知母12克，黄芩12克，玉竹15克，白芍10克，天冬10克，桂枝6克，茯苓10克，炙甘草10克，石膏15克，白术10克，干姜6克。

患者第三日复诊，咯血止，咽痛十去七八，肢温神爽，脉较前有力，续方两剂痊愈。

柯韵伯认为麻黄升麻汤杂乱无章，疑非仲景方。而临床用之竟疗效如此佳良。这不仅表明对厥阴病机认识的重要性，也表明同其他五经所载方剂一样，《伤寒论》之方，确为仲景临床反复验证而加以确定的，从而否定了对厥阴病篇或对麻黄升麻汤类的怀疑。

《伤寒论》101条"伤寒中风，有柴胡证，但见一证便是，不必悉具"中的"但见一证"，古今聚讼不休。主要说法有四：指或然证；指提纲证；指往来寒热；指小柴胡四主证之一。此外尚有弦脉加一证等说。小柴胡汤乃经方之代表方，《伤寒论》112方以汤名证者，仅小柴胡汤与桂枝汤两方，足见其重要性。弄清"但见一证"之所指，对于正确使用本方，使之在最佳状态下发挥作用，无疑具有重要意义。而经方来自于临床总结，欲解决这一问题，还需从临床中寻找答案。为此，我在数万门诊病人中，对有"七大主证"之2项以上者投小柴胡汤。在设表登记至400例时，进行统计分析。结果是：头昏目眩者261例，往来寒热和喜呕者各222例，口苦206例，胸胁苦满88例，咽干56例，不欲饮食43例。可见，提纲证与小柴胡汤四主证发生率几乎相等，亦即都可充当"一证"。至于弦脉加任何一证之说亦不确。400例中见脉象20种，其中弦脉及弦兼他脉214例，而细及细兼他脉亦达213例（两者有交叉），弦细两脉等齐，弦脉无特异诊断意义。

少阳病还有一个问题，即其排位。有认为居三阳末三阴前；有认为太阳为表，阳明为里，少阳为半表半里；有认为与太阳、阳明是平行关系，与三阴经则是先后关系；也有人认为是外感热病的一种类型，不存在排位问题。400例中病程在一年以上者5例，涉及西医内、妇、儿、五官、传染科的20多种疾病。从而对少阳病排位问题的多种争议做了否定。因为不论从病种和病程都不支持任何一种"排位"说。相反，证明少阳病是作为疾病（而非仅"外感热病"）的一种类型而存在。这大大拓宽了小柴胡汤的使用范围。

如2010年1月19日诊张某，男，68岁。3个月前开始发烧，颈淋巴结肿大，于某大学医学部附院确诊为淋巴癌。经4次化疗后淋巴结肿大缩小，烧退。但近几日来每于午后1点及子夜12点左右即发烧，烧前寒冷，旋即体温升至38.5℃左右，约1小时后缓慢自退，并明显感到纳呆。我当时未加深究即按化疗后白细胞减少的套路治疗，给参苓白术散加味。22号二诊，服药3剂毫无效果。细思其发热前寒冷，多日不食竟无一点饥渴感。望其厚帽戴头，大口罩护面，查舌时似有畏冷而不甚愿摘下口罩表现，猛然醒悟，这不是

当代经方名家临床之路（第2版）

少阳病小柴胡证的往来寒热，默默不欲饮食吗？《伤寒论》101 条明确教人"有柴胡证，但见一证便是，不必悉具"。乃急投小柴胡汤加味：

柴胡 12 克，黄芩 10 克，半夏 12 克，白参 10 克，炙甘草 10 克，大枣 15 克，生姜 12 克，青蒿 30 克，藿梗 15 克，杏仁 15 克，薏苡仁 30 克，桔梗 10 克，滑石 30 克。

1 月 26 日三诊，已思饮食，发烧减。

1 月 28 日四诊，持续多日的发烧已退尽，发烧即随之肿大之淋巴结已缩小或消散，食欲正常，黄厚苔退尽。患者精神随之好转，信心倍增，返附院继续做化疗。一个月后再来我处服药调治，体温一直正常，食欲亦如常人。

◆ 二、用活并创新，是传承的高层次要求

经方传承中学会老师的具体应用是基础；循其思路，不拘一格地遣方是活用；遵义理而举一反三，由形似而求神似是创新。由于创新不仅是得师之传，承师之脉，同时是扬师之志，因而是传承的高层次要求。

如先师江尔逊于 20 世纪 30 年代随师祖陈鼎三侍诊时，见其每遇四肢突然瘫软，不能自收持，但神志清楚，余无所苦者，均直投以《金匮要略·中风历节病脉证并治》之附方古今录验续命汤，每获奇效。老师当时并未深解方义与治疗机理，因闻师祖云："此方有不可思议之妙，非阅历深者，不可明也。"亦不便深问，只按图索骥加以使用。及至中华人民共和国成立后参加大型综合医院工作，才在深入研究，认真分析，从理性上掌握了其适应证后，对格林巴利

综合征、急性脊髓炎、氯化钡中毒等患者加以使用，收到了良好的效果。我使用此方后，注意到此方能够得到发掘的原因，是师祖以其独到的眼光，发现仲景著作之附方绝非"附带"。而该方被发掘的依据，则仍然是谨守条文。从而想到若将条文精神移于临床，大胆比照，也许还可发挥。原文云："古今录验续命汤，治中风痱，身体不能自收，口不能言，冒昧不知痛处，或拘急不得转侧。"根据上述想法，我循条文精神，将本方扩大至一些新病种的治疗。

如杨某，男，43岁，1985年1月14日由两名家人搀扶来诊。两个月前突然四肢不能动弹，语言不清，辗转投数医治疗无效，遂专程前往某医院神经科，被诊为心因性反应症收入院。经数改诊断和几次调整中西医治疗方案医治，住院36天，终无效出院。

来诊时神情呆滞，腰项强直，不能转侧，步态蹒跚颤抖，指掌无力，口中不断淌滴清涎。问之完全不能回答所苦。舌质红，舌体水津上布，黄厚苔，脉数而稍弦滑。诊为风痱，处以古今录验续命汤加味：

麻黄12克，桂枝10克，当归10克，人参30克，炙甘草10克，石膏30克，杏仁12克，川芎10克，干姜10克，胆南星10克。

上方服完2剂，即自行来诊，缓慢述说起病状况。1月26日第5次来诊时，精神健旺，行动自如，对答如流，诸症消失，嘱停止治疗。

另如某小女孩，上山采猪草，露湿衣裤后，回家突感肢麻，渐至麻木而不能抬动，父母急问怎么回事，已口不能言而仅漠然摇头，急背来我处就诊，据证处以古今录验续命汤。此患以麻木为突出主症，联系《兰台轨范》徐大椿在该方条后特意附注的"虚而感风则成痱，此治痱症之主方"的认识，加黄芪50克，以助其气。两剂症大减，三诊而愈。后推广应用至多种疾病，凡行动无力，不能转身，语音含糊，不知所苦，视听茫然者，用之皆获得肯定的疗效。

尤为可喜的是我在用此方的过程中，发现它除对风痱有神奇的快速治疗作用外，对风痱患者难以解释的伴见症，也有很好的疗效。

如周某，男，66岁。于广东打工时突然出现双下肢上行麻痹，二便不通，于广州某医院作磁共振等各种检查，诊为急性脊髓炎，治疗好转回川。患者并有高血压、肝血管瘤、左肾囊肿等疾患。现大便不通，3个月来一直靠打进开塞露后，用力努挣至大汗淋漓方可排出。小便淋沥，肛门紧束难受，手足掌心瘀暗，指趾挛缩痛，行走蹒跚。脉细，舌正。处以古今录验续命汤。服药3剂，大便即正常排出，停用开塞露。

治疗过程中，患者他症渐见好转，而尿频、前阴发冷，昼夜排尿达20多次，大便溏而不爽，故改用八味丸合二仙汤加味。不料服后肛门紧束加重，大便复不排，脉转滑数，舌黄苔出现，即改回仍用古今录验续命汤。再诊时大便畅，肛门紧束感减，坚持服本方，随症加药，共治疗近两个月，患者肛门紧束感消失，二便调畅，指趾痉挛消失，行走灵活，停止治疗。

经方的活用与创新使用，并不是高深莫测的。在认真研读条文时，可能某条，乃至某条中的某段、某句都可触发灵感，而辟出新径。如《伤寒论》23条"太阳病……脉微而恶寒者，此阴阳俱虚，不可更发汗、更下、更吐也；面色反有热色者，未欲解也，以其人不得小汗出，身必痒，宜桂枝麻黄各半汤。"这段经文为临床发病率极高的身痒症，明确地提出了一个具体治疗方法。让我们做一下粗略分析：主症身痒，并见症无汗，身有某种热象；病程久（曾经用汗下吐法治疗）；病机为气血亏虚，邪郁肌表。联系临床，一些非疹斑等病导致的皮肤瘙痒，如老年性皮肤瘙痒、皮肤毛囊阻塞症、无汗症等的临床表现不都与之相符吗？而人们恰恰因"燥易伤血""汗易伤津""风易助燥"等顾虑而极少采用温热以治瘙痒，致使经文明载之用方反被废弃。根据这一认识，我以桂枝麻黄各半汤随症加药广泛用治各类瘙痒，疗效极佳。

如杜某，63岁，全身皮肤瘙痒半年，无疹斑结节，皮肤干燥无汗，抓破溢血，久经中西治疗不效。观其舌，黄黏苔满布全舌面，脉细数，辨证为邪气久郁肌肤，血虚而生风燥。以桂枝麻黄各半汤合四物汤加味：

桂枝12克，麻黄10克，白芍30克，炙甘草10克，生姜10克，大枣15克，杏仁15克，当归10克，川芎10克，乌蛇12克，苦参10克，地肤10克。

上方服3剂复诊，瘙痒大减，仅偶感某处微痒，续方3剂痒止。后三五月每有小发与上方二三剂即止。

又如李某，男，73岁，腰臀部泛发粟粒状丘疹，瘙痒，局部发热，长期无汗。因其持续不止5年，腰臀部呈大片陈旧性紫斑。据其身痒、无汗、感热等邪气久郁肌肤病况，仍以桂枝麻黄各半汤加味。服药3剂开始见效，持续服用月余，腰臀部得以汗出，疹退痒止。

在上述疾病应用过程中，并未见明显不良反应，乃逐步扩大至无汗症、糖尿病性神经炎等伴发的皮肤瘙痒症，同样收到良好效果。

可以看出，用活一个方，需要传承，更需要创新。这种创新，也许是独悟，而更可能是接力棒似的传承。如古今录验续命汤，虽历经三代，代有发展，而未必已将其"密码"破译殆尽。这一方面说明学术发展之艰辛，同时更说明，只要脚踏实地，锲而不舍，则经方不仅会在传承中发展，且可通过这种发展，对中医学整体发展起到推进作用。从这个意义上讲，承与创是弘扬经方的方法，更是发展学术之要求。

虽然在撰写本论过程中，我一直试图以最平白的语言、最切要的方法，集中道明如何较好地使用经方，而全论即将结束时，我还想借用更为简洁的一个"坚"字，对经方的学用做出总体概括：

坚定信念——坚定不移地相信，经方是疗效极高、对付疑难病最为有效和最具发掘潜力的一类方剂。

坚持学习——终身不辍地学，紧密联系临床学，千方百计拜侍名师学。

坚实基础——熟读原著，博采注家。深入研究仲景学术体系，而不固步于方证应用层面。

坚守临床——不脱离临床，避免在纯理论圈子里兜转。善于用理论指导临床运用；工于在临证时精选经方；习惯于遇疑难病时在经方中寻找相应"武器"；勤于发掘、发现和发展经方应用空间。

坚信成功——"入门既不难，深造也是办得到的"，只要培养上述精神和遵循上述方法，成为经方家是完全可能的。

刘方柏常用经方 81 首

桂枝汤　麻黄汤　葛根汤　大柴胡汤　葛根芩连汤

大青龙汤　小青龙汤　桂枝加附子汤　桂枝加葛根汤

桂枝麻黄各半汤　桂枝加厚朴杏子汤　苓桂术甘汤

小建中汤　真武汤　五苓散　理中丸

桂枝加桂汤　白虎汤　白虎加人参汤　调胃承气汤

甘草干姜汤　芍药甘草汤　大承气汤　麻杏甘石汤

四逆汤　四逆散　当归四逆汤　厚朴生姜半夏甘草人参汤

茯苓四逆汤　桃核承气汤　柴胡加龙牡汤　旋覆代赭汤

小陷胸汤　柴胡桂枝汤　半夏泻心汤　炙甘草汤

猪苓汤　吴茱萸汤　茵陈蒿汤　麻黄连翘赤小豆汤

黄连阿胶汤　桔梗汤　乌梅丸　白头翁汤

竹叶石膏汤　半夏散及汤　干姜黄连黄芩人参汤　附子泻心汤

生姜泻心汤　麻子仁丸　麻黄杏仁薏苡甘草汤　防己黄芪汤

白虎加人参汤　百合知母汤　升麻鳖甲汤　白虎加桂枝汤

头风摩散　桂枝芍药知母汤　乌头汤　古今灵验续命汤

崔氏八味丸　越婢加术汤　黄芪桂枝五物汤　炙甘草汤

射干麻黄汤　葶苈大枣泻肺汤　小青龙加石膏汤　千金苇茎汤

奔豚汤　桂枝加桂汤　瓜蒌薤白半夏汤　厚朴七物汤

柏叶汤　黄土汤　橘皮竹茹汤　桂枝茯苓丸　当归芍药散

当归贝母苦参丸　温经汤　下瘀血汤　芎归胶艾汤

熊继柏

『上工』境界是怎样炼成的

熊继柏采访录音记录（已经本人审阅）

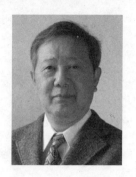

　　熊继柏，男，1942年生。湖南中医药大学教授，博士生导师，湖南中医药大学第一附属医院学术顾问，香港浸会大学荣誉教授，中华中医药学会内经学分会名誉顾问。13岁开始习医，16岁行医，1999年被湖南省人事厅、卫生厅评定为湖南省名中医。自幼熟读中医经典，从事临床实践50年，善治疑难病和急性病，临证经验极为丰富。从事中医教学30余年，主讲《黄帝内经》《难经》《金匮要略》及《温病条辨》。历任湖南中医药大学内经教研室主任及经典古籍教研室主任。曾8次被湖南中医药大学评为优秀教师、教学效果好的老师和最受学生欢迎的老师。2006年应邀赴非洲为阿尔及利亚总统看病，获得了很好的疗效。

　　熊继柏教授一直从事中医经典教学，对中医经典理论十分熟稔；一直坚持中医临床，是一名纯中医。其临诊问疾，善于抓住主症，详辨舌脉，思路清晰，辨证准确，因证立法，因法选方，因方遣药，随症加减，理法方药丝丝入扣；临证从不开无汤头之处方，其临证医案简明扼要，章法清晰，可为临证教科书的范本。代表著作有《一名真正的名中医——熊继柏临证医案实录》(中国中医药出版社出版)。

怎样成为一个疗效卓著的临床家呢？

我不讲空的大道理，而是结合我个人从医50年的体会，和大家毫无保留地谈一下。

坦率地说，我的临床已经搞得很不错了，《内经》里面讲"上工十全九，中工十全七，下工十全六"，这是非常高的要求，上工治病十个里面要有九个见效，中工治病十个要有七个见效，下工治病十个要有六个见效。我实话说：我熊某人"上工"算不上，但是比起"中工"恐怕要高一点。我经常讲，找我看病的十个病人，有八个是见效的。第一，我是用这个标准来严格要求自己；第二，我确实达到了这个标准。我看100个病人有80个是见效的。当然，很多病我不可能一下就治好，也不可能是百分之百治好，我还达不到古人的"上工"水平，但是80%的有效率我还是能够达到的。

我临床很熟、很快，诊断的反应敏锐，特别敏感。病人一到我的面前，我就特别敏感，眼睛、耳朵快得很，感觉特别灵敏。我讲一个故事，当年还没调到湖南中医学院（现为中医药大学）之前，我在一个农村基层的乡里当中医大夫，那时候我是走到哪儿，都围一大堆人在找我看病。基层的农民很纯朴，他们可不管我累不累，我睡觉他们就围在我家门口，我上厕所他们就跟着我等在厕所门口……有一次，我在理发店躺在椅子上面理发，外面已经有十几个人在等我看病了。突然，有一个小孩被人抱着，急急忙忙要推理发店的门。我跟理发师说："快停，外面来了个白喉病人。"他们说你怎么知道呢？你没看到病人怎么就知道是白喉？等病人被抱进理发馆，我就问他是不是白喉，抱孩子的大人连忙说是，人民医院刚刚确诊。大家都感到愕然，异口同声地问我：你到底怎么知道是白喉病呢？我告诉大家：白喉的咳声是犬吠声加暴喘，这个患者的犬吠声非常特殊，呼吸急促。我的临床感觉非常敏锐，当病人还没有被抱进来的时候，我就隔着理发馆的窗户听到了病人的这种特殊喘息，这就是临床功夫，已经成为一种下意识的习惯，一种电掣雷鸣的"条件反射"。

我列举一些亲身经历的临床案例。通过这些案例，大家可以学习怎样用经方来治病。不过这只是一个侧面，我们搞临床的医生绝不能只用经方，因为用方是随证而取的，是因证选方、因方遣药，方与证必须合拍。我在临床上并不只用仲景方，而是经方和时方同用，因证选用，不能分彼此。我们不能像武术界一样有门户之见，中医的关键在于融会贯通，在于全面掌握。

> 对于疑难病的辨证，我的体会是"辨病性，辨病位"，就可以"如理乱丝，如解死结"

当代经方名家临床之路（第2版）

【病案一】 阵发性胸满舌僵气促案

徐某，男，19岁。患者于加拿大留学期间发病，表现为阵发性胸满、舌僵、气促，在加拿大医院诊断为"癫痫"，遂回国于某医院住院治疗。其行脑电图、脑血流图、CT等检查，诊断仍为"癫痫"，治疗效果不佳。于是找我看病，其症状表现为阵发性发作，首先是胸闷，紧接着舌头僵硬，不能说话，然后就是气喘，即胸闷、舌僵、气喘三个症状，发作后尚有数分钟时间感觉头昏，呼吸气短，兼见口苦、口渴而不多饮，喉中多痰，每次发作少则数分钟，多则十余分钟，发作间隔无规律，或两天一次，或一天一次，或一天四五次。我们中医里面所讲的癫痫是什么症状呢？突然昏倒，不省人事，口吐白沫或者口吐涎沫，喉中如猪羊叫声，四肢抽搐，移时复苏。中医学中无论哪一本书描述都基本是这样，只是用字遣词有一些区别而已，都是先突然昏倒，然后四肢抽搐。但这个病人我连续三次问他有没有昏倒，回答都是没有，问他发作时是否清醒，他说清醒，也知道父母在叫他，但就是舌头僵硬，不能说话。没有昏倒，也没有抽搐，只是阵发性的胸闷、气促、舌僵。除此以外，据其家属所述，他发作的时候，嘴唇乌黑色，脸色发青，手指甲发紫。查舌苔黄腻，脉滑。

这是什么病呢？西医虽然诊断为"癫痫"，但如果按照中医"癫痫"的主症来看，还不能够诊断它是"癫痫"。所以我只能称之为"阵发性胸满、舌僵、气促"。

中医治病必须辨证论治，不能辨证论治的医生，绝对不可能当个好医生。岳美中老师曾经批评几种医生：第一种医生是开方医生，就是在名老中医那里偷两三个方，一世就卖这两三个方，感冒病人来了用这个方，妇科病人来了也是这个方，肚子疼还是用这个方。这种医生在我们中医队伍里面有很多。第二种医生叫用药医生，就是按照病人的症状去开药，头疼就用川芎、白芷、细辛、蔓荆子、菊花，肚子疼就用厚朴、广木香、陈皮、乌药，腰痛就用杜仲、牛膝、续断、桑寄生，那病人要是讲30多个症状出来的话，你怎么办？因此这样开出的处方必然是乌合之众，怎么能够治得好病？而岳美中老师所讲的三等医生才是辨证医生，辨证医生还只是刚刚入门的医生。辨证的水平如果高了，那就是岳老所讲的"入细医生"，当是辨证如理乱丝，用药如解死结，这是四等医生。最上等的医生应该是辨证细微，用药确切，旁人治不了的病一到他手，往往妙手回春。所以辨证论治水平的高低，决定着中医临床水平的高低，一个中医是不是好中医，完全取决于如何辨证论治。

辨证论治的方法我们学了很多，八纲辨证、脏腑辨证、经络辨证、气血津液辨证、六经辨证、卫气营血辨证、三焦辨证等，到底要用哪一套？其实我们读仲景之书就已经知道了，《伤寒论》虽然是讲六经辨证，但实质上始终贯通八纲辨证的"阴阳、表里、寒热、虚实"，所以我们临床上不论用什么辨证，它的总纲都应该是八纲，各个不同的辨证方法是从各个不同的侧面去考虑的。八纲中，"阴阳"只是个提纲，是大的分类，而落脚点是六个字"表里、寒热、虚实"。我个人认为，凡是外感，重点要解决好"表里寒热"，凡是内伤，重点要解决好"虚实寒热"。对于疑难病的辨证，我的体会有两个：第一是辨病邪性质。一定要辨清属风、寒、暑、湿、燥、火哪一种，或是以哪一种为主，内伤的辨清是痰饮、瘀血，还是食滞或情志。第二是辨病变部位，我们讲的部位不是西医的解剖部位，而是中医的生理系统部位，是以五脏为中心的，五脏与六腑相表里，五脏主五气，五脏主五官九窍，五脏主十二经脉，五脏主四肢百骸，而且五脏还与自然界相通，中医的理论完全是讲五脏的，我们就应该按照中医这种理论系统去分析，藏象的关键在于"象"，我们注重的是生理功能，而不是解剖位置，所以确认病变部位，一定要以"脏"为中心。那么把病邪性质和病变部位两者搞清楚了，就可以理出一个头绪来，也就是岳美中老师所讲的"如理乱丝，如解死结"。

那么这个病人的病邪性质是什么呢？从舌苔黄腻、喉中多痰可知病邪性质是痰热，痰饮从热而化，我们称之为痰热，这是第一个病邪。

当代经方名家临床之路（第2版）

还有没有其他病邪呢？胸满、舌僵，发作的时候不止气喘，而且还有嘴唇、爪甲青紫。《金匮要略》中提到，"病人胸满，唇萎舌青，口燥，但欲漱水不欲咽……为有瘀血""病者如热状，烦满，口干燥而渴，其脉反无热，此为阴伏，是瘀血也"。这个病人不是唇萎舌青，而是舌萎唇青，反过来了，而且也有但欲漱水不欲咽，所以第二个病邪就考虑为瘀血。

那么部位在哪里？自然在胸部。因为他的症状首先就表现为胸闷，胸部是心肺所居之地，必然影响心肺功能。心主舌，故舌僵不能语，肺主呼吸，故气喘。

所以病机就是痰热瘀阻于胸膈，影响心肺功能。那么选什么方呢？

针对痰热结聚在胸膈选了小陷胸汤。小陷胸汤是用来治疗小结胸病的，《伤寒论》中说："小结胸病，正在心下，按之则痛，脉浮滑者，小陷胸汤主之。"尽管他是胸满，不是胸中痛，症状表现不一样，不能把他诊断为小结胸病，但是可以借用此方来治疗痰热结聚于胸膈，因为病机是一样的。小陷胸汤是治疗痰热结聚在胸膈的。要弄清是否有痰热，就必须看舌苔，如果舌苔不是黄腻、黄滑的，那就没有痰热之证，不能够用小陷胸汤。这个病人正好舌苔黄腻，因此用了小陷胸汤。

但小陷胸汤不能祛瘀，于是加了第二个方。《妇人科学》里面讲妇科有产后三冲：败血冲心、败血冲肺、败血冲胃，其中败血冲肺的症状是喘促欲死，面色发黑，用二味参苏饮治疗，组成是人参和苏木两味药。而这个病人不也正是瘀血阻滞在胸肺而发喘吗？故将小陷胸汤与二味参苏饮合用，服药两个多月，患者痊愈。

通过这个病人的治疗，我们得出一个结论，那就是经方和时方完全可以合用，什么情况下使用主要就看证与方是否相符，方证相符就可以使用。我们中医开处方，一定要开出汤方来，如果开不出汤方来，那就是一个没本事的中医，是一个还没有入门的中医。方剂学是我们中医入门最基本的课程，如果连方剂都不熟，怎么能算是入门？比如看一个风热感冒的病人，开银翘散自然没错，但你开完银花、连翘以后，就不晓得下面是什么药了，于是就黄芩、板蓝根、蛇舌草、蒲公英乱加，只晓得这些药是抗病毒的，但这个方还是银翘散吗？显然不是。

所以我们用古人的方有三难。第一难就是要背。跟着我学看病的人，包括一些教授级的，我给他们的要求就是背500个汤方，可是就有一些人，甚至包括一些博士生，连300个汤方都背不下来。一个医生如果连300个汤方都背不好，还当什么医生？第二难是要熟。怎么个熟法？就是我们必须掌握每个汤方的整体功能，这是关键。中医和西医用药不一样，西医用药大部分都是单体，而中医用药则大部分是配伍使用，配伍以后的药，作用就完全不一样了。例如麻黄，在麻黄汤和小青龙汤中的作用都是发汗解表、散寒平喘，可是在麻杏甘石汤中，麻黄还是发汗解表、散寒平喘的作用吗？完全不是啦！《伤寒论》中讲"汗出而喘，无大热者，可与麻黄杏仁甘草石膏汤"，不过我在临床治疗喘而大热的，依然使用麻杏甘石汤。小儿急性肺炎的高烧、暴喘，麻疹后期肺炎的高烧、暴喘，我都用麻杏甘石汤，而且效果很好。这里麻黄难道还是发汗解表和散寒平喘的作用吗？自然不是了。这里起主要作用的是石膏，石膏辛寒，可清肺胃之热，但只用一味石膏来清肺热效果并不好，因为热邪郁遏在肺，只有顺从肺的生理功能，通过宣发才能将热邪解除，于是就借助于麻黄，以石膏为君药清肺热，以麻黄为佐药宣肺气。

因此用麻杏甘石汤治高热的时候，石膏与麻黄的比例应该是 5：1 到 10：1，热度越高，石膏就要用得越重。麻黄配桂枝可以散寒发表，麻黄配石膏可以宣泄肺热。麻杏苡甘汤又能宣表湿，麻黄连翘赤小豆汤又能治湿热发黄，配伍一改变，作用和功能就改变。因此同一味药在不同的方里，所发挥的作用是不一样的，徐大椿曾言"用药如用兵"，一定要对药物在不同方中的功用了如指掌，才算达到了熟的程度。第三难，把汤方背熟了以后，如果始终没有用过，仍然不是你的。只有经过自己在临床上应用，而且不止一次的应用，经过十遍、百遍，甚至于千遍、万遍的应用，才能将这个方完全掌握，才能对它加减变化的规律非常熟练，达到得心应手的程度。我们用仲景的方是如此，用后人的方也是如此，就像此例中用小陷胸汤不只限于小结胸病，就是从痰热阻于胸膈这个病机出发的。

【病案二】十余年手足心自汗案

李某，男，55 岁。诉手足心自汗 10 余年，手汗尤甚，遇精神紧张时则手掌出汗如水洗，深为苦恼，兼见四肢畏冷，时有心悸，夜寐欠安，舌淡红苔薄白，脉细。

搞过临床的医生都知道，手足心汗出在临床上很常见，有时候也很棘手。我刚才讲了疑难病辨证要抓住的两点：病性和病位。那么大家就按照这个思路想一下，这个病人该如何辨证？

手足心是由谁所主呢？手心有劳宫穴，足心有涌泉穴，手心为心所主，足心为肾所主，心肾者少阴也，按照六经辨证的纲领应该是属于少阴病，属于手少阴心和足少阴肾，凡是手足心出汗的都要考虑心或肾的病变，这就首先确定了病位。

其次要辨清病性，从患者的表现及其舌脉，这无疑是个虚证，是阴虚还是阳虚呢？阴虚的表现是手足心热，流热汗，口渴，脉细数，舌红少苔；阳虚表现则是流冷汗，手足畏冷，舌苔薄白，脉细，或者是四肢厥冷。这个病人无疑是阳气虚，因此先用了张仲景的"桂枝加龙骨牡蛎汤"，这个方出自《金匮要略》："夫失精家，少腹弦急，阴头寒，目眩，发落……男子失精，女子梦交，桂枝加龙骨牡蛎汤主之。"该方本不是用来止汗的，而是治疗失精的。按照《内经》的理论，"阴阳之要，阳密乃固"，阴精和阳气两者之间，必须以阳气为主导，有阳气的固涩，阴精才能固守，失精家到了非常严重的程度以后，阴损及阳，阳气不能固，阴精失守，这时用桂枝加龙骨牡蛎汤。现在这个病人是自汗，汗者津液也，津液也属于阴精，广义的精包括人体所有的精微物质，阳气虚不敛汗，当然也是阳虚失精，自然可以用桂枝加龙骨牡蛎汤，因此就用了此方，只加一味浮小麦，是为了帮助敛汗，十多年的病用了一个多月的药，便彻底治好了。

【病案三】四肢皮肤硬肿案

郭某，女，36岁，气象台职工。患者四肢皮肤硬肿，一身皮肤粗糙，双手指关节肿胀，不能屈伸，四肢关节屈伸不利，病一年不愈，于多家医院诊治，均诊断为"硬皮病"。查四肢皮肤硬肿，尤其手指、腕关节、踝关节等处肿胀僵硬较甚，手背及足背的皮肤不能捏起，肿胀处没有灼热感，但是皮肤色泽略暗，且一身皮肤较为粗糙，四肢肌肤触觉不灵敏，活动明显感到困难，动则关节疼痛，伴足底酸痛，四肢无力，四肢还比较冷，舌苔薄白，脉沉细。

硬皮病也是个难治的病，而且现在患病的人还比较多，西医尚没有确切有效的疗法。在中医学里面也没有"硬皮病"这个术语。

当代经方名家临床之路（第2版）

《内经》中有"皮痹"，但这个"皮痹"是皮肤寒冷，没有讲到皮肤硬肿。在《内经》中还有一种痹证是不仁，不仁就是感觉失去灵敏，不是以疼痛为主，而是表现为皮肤的不仁。这个不仁是因为"荣卫之行涩，经络时疏……皮肤不营，故为不仁"，因为营卫的运行发生滞涩，导致局部经络空虚，皮肤失去了营养，从而出现了不仁。那么这样看起来，硬皮病应该是个虚证。巢元方的《诸病源候论》中说痹证会有皮肤顽厚，倒是与我们现在所讲的"硬皮病"相似，只是没讲硬皮两个字而已。所以从这些记载来看，"硬皮病"还是属于"痹证"的范围。

由于是个虚证，因此治疗的着眼点应该放在调和营卫、滋养气血，使皮肤得到滋养。而这个病人舌苔薄白，脉沉细，而且四肢还比较冷，因此是一个典型的阳气虚，营卫失调。针对这样一个病机，我选用的方是张仲景治疗血痹的黄芪桂枝五物汤。《金匮要略》中讲："血痹阴阳俱微，寸口关上微，尺中小紧，外证身体不仁，如风痹状，黄芪桂枝五物汤主之。"阴阳俱微就是气血营卫都比较虚弱，身体不仁不就是皮肤顽吗？虽然没有厚但是皮肤顽，气血营卫都不足，要调以甘药，用黄芪桂枝五物汤来治疗。

用了黄芪桂枝五物汤治皮肤不仁，那硬皮病怎么解决呢？我们用方不能局限于某一家，不仅要读《伤寒论》《金匮要略》，而且要读温病学的著作，还要读后世各家的著作，这些都是古人的经验总结。我就想到另一个方，是个怪方，出自《世医得效方》，只有两味药，一味山茱萸，一味广木香。我记得原书中记载的是治疗四肢坚如石，或是四肢硬如石，原文是"坚"字还是"硬"字我记不准了，当时觉得这个病怪、方也怪，所以就记住了。我琢磨这两味药，山茱萸是酸收，广木香是辛疏，疏理气机，两药一收一疏、一酸一辛，正好是相反的，但相反又可以相成，不妨试试看。黄芪桂枝五物汤加山茱萸、广木香，用了 5 个月，患者痊愈了，完全恢复，能够工作了。所以用张仲景的经方时，也要善于跟时方相配合，不要局限于某一方。

【病案四】腰痛吐水案

丁某，男，25 岁，建筑工人。患者突然发作腰痛，痛引背腹，呼叫不绝。病经 4 天，前医因其为建筑工人，故以闪挫腰痛论治，针刺服药均未取效。来诊时询其未曾闪挫，见病人面色淡白，四肢欠温，腰痛拒按，不能俯仰，动则痛甚，不能转侧，而且背腹胀满，腹中辘辘有声，口中频吐清水，舌苔白滑，脉象沉弦。

这个患者没有闪挫等外伤史，故并非瘀阻之证。但问诊中注意到患者有两个特殊的兼症，一是呕吐清水，二是腹中辘辘有声，那要怎么考虑呢？张仲景讲："渴欲饮水，水入即吐者，名曰水逆，五苓散主之。"这个患者不正是水饮吗？我们内科学中并没讲过水饮腰疼，不过古代医书中有记载，《灵枢·胀论》讲"肾胀者，腹满引背央央然，腰髀痛"，《金匮要略》中的"肾水"也有腰痛的症状，而且水饮腰痛的特点恰好与瘀血腰痛很相似。用什么方呢？

按张仲景的记载，当然要用五苓散。但是五苓散不能治腰痛，用了五苓散化气利水，水饮去了腰痛固然可以缓解，但我想要求速效，于是就考虑了第二个方，这个方是出自《儒门事亲》的禹功散。顾名思义，禹功散显然是治水的，组成是两味药：小茴香和丑牛。这里用的是黑丑，朱丹溪讲过黑丑可以治腰痛，小茴香理气，也可以治腰痛，所以禹功散的两味药，一可行气，一可下水，共同的作用都是治腰痛。于是就用五苓散和禹功散两方相合，治愈了这个水饮腰痛。

我们看病要善于抓住病人的特点，不仅思维要敏捷，而且反应要特别快，病人有什么表现要马上抓住，这是分析判断的依据。有一些病人，尤其是一些疑难病，诊断一直不明确，大量的治疗没有效果，寒热虚实一时之间搞不清，症状很复杂，像这一类疑难病，尤其要善于抓特点，张景岳有一句话叫"独处藏奸"，就是说有些病表面上很复杂，假相真相混杂不清，但往往在某一点或某一部位，可以发现一个独特的表现，而且这个表现往往反映了疾病的本质。我们要善于发现这个独处之"奸"，这就需要良好的敏感度，而敏感度来源于扎实的理论功底和丰富的临证实践经验。

【病案五】小儿突发抽搐并腹胀案

杨某，男，6岁，急诊病例。患者突发四肢抽搐不止，颈项强急，角弓反张，两眼上吊，口噤不语，嘴角流涎，频频呕逆，用手触摸，身热较甚，但两足厥冷，肚腹膨胀而叩之有声，指纹色紫而粗滞，舌苔黄而厚。其家人述昨日下午患儿曾食甜酒一碗，晚饭时即呼腹中疼痛，伴有呕吐，之后即见发热抽搐，大便一日未解。

中医诊病的望闻问切特别重要，一定要全面，一定要仔细，《内经》中讲："凡治病必察其下，适其脉，观其志意，与其病也。"就是说不仅要观察病人周身上下的症状表现，而且要号脉，还要了解病人的精神状态。对于发高烧的病人，区别部位是很重要的，比如热入心包的发热表现为胸腹灼热，四肢厥冷。现在这个病人表现为上部热，而两足厥冷，这个特点就意味着火热在上，阳气不能下达。患者舌苔黄厚，同时肚腹胀满，叩之有声，指纹青紫而粗滞，结合病史，判断为积滞化火。用什么方呢？

用了大承气汤。《金匮要略》中讲："痓为病，胸满口噤，卧不着席，脚挛急，必齘齿，可与大承气汤。"这是属于阳明腑实发痉，与此病人正好相符，所以就用了大承气汤。同时加了葛根、白芍两味药，葛根是入阳明的，用来止痉，加白芍用以柔筋。一剂药后，患儿高烧、抽搐明显减轻，两剂药痉愈。

对于急症，要么就好得快，要么就死得快，所以我们治疗急症就是救急抢险。《温病条辨》序中讲："譬如拯溺救焚，岂待整冠束髻？"治疗疾病就好比救溺水之人，就好比救火，等到戴好帽子，梳好头发，就已经来不及了。现在很多人讲治急症找西医，治慢性病找中医，有的人甚至讲疗养找中医，哪有这样的道理！我们的祖师爷都会治急症，张仲景的白虎汤是干什么的？大热、大汗、大渴、脉洪大，这不是急症吗？承气汤干什么的？阳明病三急下、少阴病三急下，哪一个不是急症？痉病是不是急症呢？抽筋、角弓反张。温病学家所治的病中载有大量的急症，如气血两燔表现为高热、口渴、斑疹，热闭心包表现为高热、昏迷、谵妄，热盛动风表现为高热、抽搐，这些哪一个不是急症？所以中医完全能够治急症，不仅能够治急症，而且善于治急症。

针对疑难病之复杂症状，如何
"百里挑一"找到效如桴鼓的处方？

【病案六】奔豚案

盛某，女，46岁，农民。初起头晕目眩，心悸不宁，肢体困倦，逐渐卧床不起，畏光惧明，将自己关在黑房子里面，门窗紧闭，如此竟达 4 年之久，饮食、二便均在暗室之中。她为什么要将自己关在房子里面呢？第一，她不能见光，她说一见到光线，眼睛就要胀出来；第二，她不能动，她说每天胸中闷痛，好像有大水撞心，像河水撞到石头上那样凶，稍微动作则这种症状明显加剧，如果躺在床上不动就稍微好一点；第三，她恐惧害怕。如此 4 年多，不能开窗，也不能点灯，四年来给她看病的医生已有数十人。家属找到我的时候，我还不太敢去，因为早就听说有这样一个病人，而且很多医生都没有给她看好，那时候我还年轻，当然不敢去，但是家属一定要我去，于是就去了。诊时见患者声音洪亮，神智清楚，耳朵很灵，吃饭、睡觉、大小便都正常。我就要人抬她出来，但病人说如果抬出去就会死掉，于是我只能叫人强行把她抬出屋外。为什么一定要抬出来呢？第一，我要看人；第二，我要望面色；第三，我要望舌苔。刚刚抬到门口，病人就大呼心中难受，待抬出屋外，患者大喊："我要死了！"喊了两三声，突然不喊了，也不动了。当时我也很紧张，一摸四肢厥冷，但把手放在鼻前发现还有气息，于是扎了两针合谷，灌了一点姜水，大约一分钟后苏醒了。醒后就呼天喊地，说眼睛要炸了，心脏要炸了。查舌质淡红，舌苔灰白，脉象弦，而且一息有五至。

在床上待了 4 年的病人，居然是弦而数的脉，这意味着什么？"大水撞心"、眼睛欲裂，而且还有恐惧，这是什么病呢？我突然想到，病人讲水往上撞，但未必是水啊，而且发作欲死，马上就联系到了《金匮要略》中讲到的奔豚病："奔豚病，从少腹起，上冲咽喉，发作欲死，复还止，皆从惊恐得之。"所以说中医的经典著作是我们的基础和工具，一定要熟，如果我没读过《金匮要略》，或者读得不熟，是不可能马上想到的。病人没读过《金匮要略》，她不可能按照书上进行描述，但她所描述的症状不正是气上冲心、发作欲死吗？

想到奔豚后，就马上想到张仲景治疗奔豚病的三个方：桂枝加桂汤、苓桂甘枣汤、奔豚汤。用哪一个呢？

桂枝加桂汤是治阳虚奔豚；苓桂甘枣汤是治水饮脐下悸动，欲作奔豚；奔豚汤是治肝气上逆奔豚。

奔豚汤治疗什么症状呢？张仲景讲"奔豚，气上冲胸，腹痛，往来寒热，奔豚汤主之"，但是这个病人没有往来寒热。患者没有畏寒肢冷，而且脉象弦数，所以肯定也不是阳虚。是水饮吗？舌苔并不滑，脐下也没有悸动，所以不是水饮。于是又想回到奔豚汤，为什么病人眼睛那么胀，而且又明显地畏光呢？见光则目胀欲脱，这不正说明肝气上逆吗？肝开窍于目，脉象弦而数，所以这三个症状应该是属于肝气上逆的奔豚汤证，于是就开了奔豚汤。

奔豚汤主药是李根白皮，李根白皮药店里没有，但农村里有的是，到处都是李子树，于是当场就挖，并且重用，每剂药里面放一两，开了一个完整的奔豚汤：归、芍、芎、半、葛、芩、草、生姜，再加李根白皮。考虑到她的舌苔灰白，抬出门的时候呕了两次，虽然没有呕出来，但还是有呕，于是加了一味茯苓化饮。当时开的处方就是完整的奔豚汤加茯苓，嘱服5剂后一定要将病情告诉我，因为这个病很怪，我也动了脑筋，想看看效果怎么样。但5剂药后病家没有来，等病家再来的时候告知已经服到第8剂，诉8剂药后，患者已自己从房子里面走出来了。治好这个病使我自己都大吃一惊，因为完全出乎我的意料，没想到经方效果这么神奇。

通过这个病案我反思到，中医的理论跟中医的临床，是有很大距离的，我们读了书并不等于就会搞临床。我当年读书读得很不错，当时是读一本背一本，后来背《伤寒论》，背《金匮要略》，背完后去当医生，读了这么多书以后去当医生，居然看不好病，这说明读书跟临床是有距离的。张仲景原文描述的是："从少腹起，上冲咽喉，发作欲死，复还止，皆从惊恐得之。"可是病人临床上的表现并不一定都是这样的，像这个患者说大水撞心，眼睛欲脱，也是奔豚。所以临床和理论是有距离的，这个距离需要我们在临床实践中自己去缩短，自己去融会。把理论融会到临床中，用理论指导实践，一定要经过一个过程，如果没有这个过程，不可能当个好医生，更不可能成为名家。

【病案七】"胸腔积液"抽水后，夜间发热不休案

曾某，男，58岁，干部。患胸膜炎并胸腔积液，在某医院治疗，已多次抽水，胸水渐已平，但却又出现低热，每日下午6时开始，至次日早晨6时热势即解，热势不高，腋下测体温38℃～38.5℃，二十余日发热不退，查胸部无占位性病变，又治疗1个月，每日夜间按时发热如故，西医束手，延请中医会诊。询问其症状，除定时发热之外，尚有胸闷、便秘、心中烦热、口渴不欲饮，小便正常，舌红略暗，脉沉而偏细。

"胸腔积液"是西医的术语，中医应该讲"悬饮"。对于夜间发热的症状，我们按照常规思路，第一考虑应该是阴虚，但阴虚应该还有五心烦热、口干咽干、舌红少苔或无苔、脉象细数等症状特点，所以这个病人不是阴虚。

第二考虑是瘀血，这个病人舌质暗红，脉沉而细，口渴不欲饮，胸满，此外还有一个典型的症状，就是"心中烦热"。大家如果读过

熊继柏——『上工』境界是怎样炼成的

王清任的书，会知道他讲过一个"灯笼热"，就是指心中烦热，而外面不热，这个描述很形象，就像以前纸糊的灯笼，里面有灯是热的，外面一摸是冷的，这个患者的心中烦热不正是"灯笼热"吗？所以从这几点，就可以判断它是瘀血。

那么，是不是悬饮呢？已多次抽水，胸水渐已平，所以已经不是悬饮了。这个发热显然是瘀血发热。

吴鞠通的《温病条辨》中对夜热昼凉的蓄血证用桃仁承气汤，张仲景的《伤寒论》中也有一个蓄血证，症状少腹急结，其人如狂，小便自利，不过没有讲夜热昼凉，用了桃核承气汤。吴鞠通的桃仁承气汤和张仲景的桃核承气汤有一点区别，桃核承气汤是桃仁、桂枝再合调胃承气汤，桃仁承气汤没有用桂枝，而是归尾、赤芍、桃仁再加调胃承气汤，两方都是针对瘀血发热，我于是将两方合用，因为患者脉象是沉细的，所以还是桃核承气汤为主。虽然没有用一味退烧的药，但这个患者夜间发热的问题只用了不到一个星期就解决了。这是一个典型的瘀血发热的病案。

【病案八】老妇咳喘遗尿案

冯某，女，年八旬。患者于冬季患咳嗽、气喘，数月不愈，且愈咳愈剧，渐至不能平卧，咳吐稀白痰涎，量甚多，说话气不接续，小便频数清长，咳时每有小便遗出，诉口中味咸，咳出的痰涎味咸，伴畏寒肢冷，两足浮肿，腰背酸痛，舌淡苔白，脉象沉细。

这个患者寒饮咳嗽的症状已经非常明显，第一是寒，第二是饮。

除此之外，还有一个典型的兼症就是咳而遗尿。《内经》中讲"肾咳之状，咳则腰背相引而痛，甚则咳涎"，"膀胱咳状，咳而遗溺"，这个患者既有腰背痛，又有痰涎，又有咳而遗尿，所以病变部

当代经方名家临床之路（第2版）

位是肾与膀胱。

从病邪性质来讲，是寒饮内停的咳嗽，寒饮咳嗽我们一般用小青龙汤，这个患者可不可以用小青龙汤呢？第一，这是个80多岁的老人；第二，咳嗽遗尿是元气将脱的征兆；第三，外寒症状并不明显，没有典型的恶寒。因此这个病人不能用小青龙汤。

除此之外还有哪个方能够化寒饮呢？那就只有苓甘五味姜辛汤了。在这个方基础上又加了一味半夏以化痰止呕，这个方中没有麻黄、桂枝，因此不是治外寒，而是专门化寒饮。针对小便自遗加了两味药，桑螵蛸和益智仁，即在桑螵蛸散中取两味主药。患者服药一周后，即可以平卧，遗尿明显可以控制，两周后病人即可以出门到外面散步，遗尿也完全控制。因为患者有80多岁，所以要巩固治疗，所谓善后收功，选方是金匮肾气丸加五味子。

【病案九】咳逆胁痛案

伍某，男，42岁，农民。患者初起微微恶寒发热，然后是寒热交作，紧接着右侧胸胁部位疼痛，咳嗽气短，吐涎沫，咳时胁下疼痛明显，身体不能转侧，动则疼痛加剧，口渴而喜热饮，胸闷而且泛恶，舌苔白，脉沉弦。西医检查发现"胸腔积水"。

顺便讲一点，过去我们中医临床全靠自身的望闻问切，自从西医先进、精密的检测仪器出现后，为我们的诊断提供了很大帮助，比如这例"胸腔积水"，如果仅通过望闻问切去判断，还是有难度的。张仲景讲："饮后水留在胁下，咳唾引痛，谓之悬饮。"好像很简单，但仅凭咳嗽、吐水、胸胁部疼痛三个症状就能准确判断患者是悬饮吗？可是如果借助西医的B超或是CT，马上就能明确诊断，这是西医帮了我们的忙。

熊继柏——"上工"境界是怎样炼成的

现在临床上很多肿瘤病人，尤其是内脏的肿瘤，往往是西医帮我们诊断出来的，固然中医自身的诊断方法很重要，但也要借助西医的诊断方法，尤其是内脏的器质性病变，西医的诊断可以给我们提供依据。但要说明一点，西医的诊断虽然帮了忙，但我们在处方用药的时候，西医检验结果只是一个参考，绝不是我们处方的依据，用药处方必须根据中医的理论进行准确辨证，才能够取得疗效。

对于这个病例，西医就帮了大忙，西医检查提示"胸腔积水"，使我明确了"悬饮"的诊断。患者咳嗽，胸痛，不能转侧，伴气促，毫无疑问，是一个标准的"悬饮"。张仲景治疗悬饮用的是十枣汤，十枣汤名虽十枣，实际上是3味剧毒药：甘遂、大戟、芫花。其中的芫花，在我们那里的土名叫作闷头花，吃了以后可使人昏迷，所以这个药是不能随便乱用的。那我用了什么方呢？把十枣汤变了一下，由经方变成一个时方，用的是控涎丹，其组成是甘遂、大戟、白芥子，正好是十枣汤去掉了芫花。控涎丹本来不是治悬饮的，而是治流痰的，其中白芥子祛痰，甘遂、大戟还是逐水的，所以实际上控涎丹仍然具有十枣汤逐水的功能。

这个病人还有另外一个症状，就是寒热交错，即寒热往来，于是又合了小柴胡汤。

我们中医在临床中不仅要治好病，还要慎重用药，尤其是毒药。我刚刚当医生的时候，只想着把别人治不好的病一下就治好，就可以一炮打响了。有一次在治疗一个鼓胀病人时，我判断属于寒实结胸，就开了三物白散。理由一是《伤寒论》中明确讲过寒实结胸用三物白散，二是我亲眼见过我的老师用三物白散。那时候附近只有一家医院有药铺，捡药的师傅是个70多岁的老先生，一看处方里有巴豆霜，就直接把这张处方送到我师傅那里去了，师傅马上让病人叫我回来。我急急忙忙跑回去，师傅明知故问："这张处方是你开的？"我不吭声，师傅又问："你敢用巴豆霜？"我说："师傅你用过了，我就跟着你学。"师傅接着问："病人吃了巴豆霜以后有反应怎么处理？"我说："张仲景书上讲过，拉肚子就喝冷粥，不拉肚子就喝热粥。"师傅突然问一句："吃了以后拉血怎么办？"我当时就傻眼了。师傅说："你有什么能力收这个场啊？"就讲这么一句话，其实并没有骂我，从此以后我不再用巴豆霜，一次也没有用过。我当了50年医生，没有出过一次医疗事故，就是因为用药谨慎。既要治好病，又要不出事，这是原则。

【病案十】癫乱狂躁案

再讲一个病，这是一个癫狂病，也是我第一次治的癫狂病。患者是一个十七八岁的男孩子，发狂，冬天下雪的时候把衣服脱光了到处乱跑，他力气特别大，家里人找了几个壮汉像抓犯人一样把他抓回来，然后锁在楼上，他就在楼上跳舞，通宵不睡觉，一直跳。家属把我找过去给他看病，一开门就看到病人一丝不挂地跳，还朝天上吐唾沫，一吐一口白沫，从天上飘下来。我问他在干什么，他说这是天女散花。患者胃口旺盛，一天要吃五餐。怎么治呢？

我先开了礞石滚痰丸，吃了3剂，服药后腹泻黑水，但症状依旧，无丝毫减轻。于是第二个处方开了生铁落饮，也是3剂，服后依然没有丝毫反应。那时候我还很年轻，看到两个处方都没什么效果，心里就有点着急了，想到病人冬天下雪竟然不穿衣服，火气这么大，于是开了第三个处方，用当归芦荟丸泻肝火，又吃3剂，又拉肚子，但诸症依然。

这时我又想到一个怪方，《金匮要略》里的风引汤，张仲景只有

熊继柏 —— 「上工」境界是怎样炼成的

一句话:"风引汤,除热癫痫。"风引汤的组成中有滑石、石膏、寒水石,这三石正是吴鞠通紫雪丹中的主药,方中又加了大黄,那么就有清热泻火的作用,这是第一。第二,风引汤中还有三种石,赤石脂、紫石英、白石英,加上前面的三石总共是六石,六石都有镇潜、安神的作用。此外方中还包括了桂甘龙牡汤,此方出自《伤寒论》:"火逆下之,因烧针烦躁者,桂枝甘草龙骨牡蛎汤主之。"这个烦躁不是火扰,而是损伤心阳,造成心神浮越,因而出现躁狂,桂甘龙牡汤不是用来温心阳,而是用来治躁越、躁扰。这个方中龙骨、牡蛎加上六石,主要的作用都是潜镇。想到这个方具有清热泻火和镇潜的作用,于是不妨一试。但是风引汤中没有治吐涎沫的药物,于是加了味皂角,冲粉服,并合用了控涎丹。5剂后患者已可以睡觉,也不再跳了。

我所读医书书目,折射出我医学临床思想的"源泉"

有人曾采访过我,问我是什么派的。我说自己既是学徒派,又是学院派。我为什么这么讲呢?我是学徒派,谁都知道,我从不隐讳我的出身,有人问我是什么文化水平,我说我就是学徒出身。13岁当学徒,当到16岁开始当医生。当学徒的时候,什么事我都干过,给老师提尿壶,那是常事,打洗脸水、倒洗脚水那是常事,在药铺里下梭板、打扫卫生、扫厕所,这些事我都搞。学徒派读书和我们现在学院派读书有区别。因为在农村工作了20多年,在公社卫生院工作了20多年，我对农村的情况特别了解。我在城市又当了30年医生，对城市也有了解。但更重要的是，我在高等学府湖南中医药大学教了30年书，所以我当然又是学院派。退休后几乎跑遍全国，全国的几所大的中医院校我都去过，如北京、上海、广州、香港等，给全国的名医班讲课已不是一次、两次，几乎可以说，在中医领域讲课我是讲到了最高讲台，所以我对上面的情况很了解。我对基层的情况也很了解，像我这样出身低微的人确实不多，所以我就琢磨中医的教育问题。下面，我就着重讲讲我最初学医的时候，也就是说我从十几岁开始是怎么读书的。

第一本书，《雷公炮炙四大药性赋》。我四个早上把它背完，就四个早晨，一个早晨背一个药性，寒热温平嘛，就四个早上背完了。背完了接着就是《药性歌括四百味》，当时背了，现在我不一定还记得，现在要我背我还背不下来。第三本书，《医学三字经》。《雷公炮炙四大药性赋》师傅没讲，《药性歌括四百味》也没讲，《医学三字经》讲了，但讲得似懂非懂，"医之始，本岐黄"，岐伯和黄帝，就这么讲，我知道岐伯、黄帝是谁啊？"灵枢作，素问详"，《灵枢》是什么，《素问》又是什么，那时我全不知道。"难经出，更洋洋"，《难经》是什么，不知道。当然，现在都知道了。《医学三字经》我全能背，现在谁要我抄，一个晚上给抄出来，没问题，绝对没错。第四本书，《脉诀》:《王叔和脉诀》和《濒湖脉诀》，两本脉诀，就相当于我们现在讲的"诊断学"。第五本书，《医宗金鉴·四诊心法要诀》，也相当于我们现在讲的"诊断学"。以上总结归类，就是中药学、三字经、诊断学。

然后就开始读方剂学。汤头歌诀首先读《局方》，读完了，再读陈修园的《时方歌括》。这两本书的方剂歌括我全背得，比如藿香正气汤，"和解藿香正气汤，苏叶白芷共藿香，陈半茯苓大腹草，厚朴桔梗引枣姜"，这是《医宗金鉴》的歌括。《时方歌括》的歌括则是"藿香正气白芷苏，甘桔陈苓术朴俱，夏曲腹皮加姜枣，感伤岚障并能驱"。读完方剂，开始读内科。内科第一本书是陈修园的《时方妙用》，那个时候傻乎乎地背，"中风……风者，主外来之邪风而言也。中者，如矢石之中于人也"，像这样的话都要背。

接触内科学以后，我才开始有了真正的老师。第一个老师叫胡岱峰，曾是清朝秀才，古文功底好得不得了，我现在也不可能是他的对手。我们那时候是一个班，胡老师就单独给我"开小灶"，让我开始读《伤寒论》，读的是《伤寒论新注》，老师的标准就是熟背。当然，有时候老师也讲，比如给我讲猪肤汤，我问老师，猪肤是不是就是猪皮子？老师说是。我说那是不是随便哪里的皮子都可以？老师说："哎呀，你怎么问这样的问题呢？"老师对我提问的细致程度感到有点奇怪。又比如读到"五苓散，白饮和服"，我问白饮是什么。老师说："白饮就是米汤啊。"就这样，《伤寒论》我就背下来了，而且问了老师很多细致的问题。背下来后我觉得《伤寒论》这书就算读得差不多了，因为整本书都能背下来。我现在始终念念不忘这个老师，就是因为这个老师引我入了医学正门。如果没有这样的老师，我经典不可能读得这么好。《伤寒论》读完了，接着就是《金匮要略》，又是要求背。我一年内把这两本书背完，半年背一本。《金匮要略》好背，就是《伤寒论》不好背，尤其是太阳篇，背得我晕头转向。要知道那时我还没有伙食钱，还要天天晚上切药，切了药以后给我一毛钱，抵第二天的伙食费。所以，我16岁就到乡村当中医大夫去了。

我学医时就读这些书，开始去当医生。但是一开始当医生，却看不好病，当然也可能偶尔看好一两个，但效果总是让我深感不满意。看到人家老医生看了几十年病，病人天天找他看，看得那么好，我就去问那个老医生：你怎么看得好病，我怎么就看不好呢？我问他读些什么书，是不是书比我读得多些。他说：你读些什么书啊？我说：我读了《伤寒论》《金匮要略》。他竟然说：谁读那样的书啊，那书有什么用？那书没用。那书是讲理论的，不是看病的。我说：你怎么知道啊？他说：我们都不读伤寒、金匮，当地的医生没一个读过《伤寒论》和《金匮要略》，但他们却能看得好病啊！我就问他读些什么书，他说就读过《医宗金鉴》。我问《医宗金鉴》怎么读，他说就读《杂病心法要诀》。好，我就找《医宗金鉴》，把它借来，我一看，《杂病心法要诀》完全出自《金匮要略》，但在《金匮要略》方基础上加了一些时方，就成了一些常用方了。由于《杂病心法要诀》的理论出自《金匮要略》，于是就没花多少时间去读这本书，虽然也读了，但没下那么多死工夫。我在读《医宗金鉴》时发现，《伤寒心法要诀》把庞大复杂的《伤寒论》原文精化、精简了，很是来劲。《伤寒心法要诀》我认真读了、背了，比读内科《杂病心法要诀》要熟得多。另外，还有一个医生跟我讲，《医宗金鉴》里面值钱的是妇科学和幼科学。这样，我就花力气读了《伤寒心法要诀》《妇科心法要诀》和《幼科心法要诀》。所以，我经常用《医宗金鉴》方，用得很熟。对妇科、儿科也基本上用那些方，这些都是自学的。

读完了这些书再当医生，才有了真正当医生的感觉。当医生要应付各方面的病人，尤其是出名以后，比如在我每天要看一百个病人的时候，很多怪病就出来了，而师傅不在身边，我没地方去请教。而有些能找到的老医生，我跟他们谈医真是对不上号，我讲《伤寒论》和《金匮要略》，他们听不懂，根本没法商量。所以对于疑难重症，我只能自己解决。我看病从来没人带我的，都是自己闯出来的，我的经验都是几十年实践中反复摸爬滚打得出来的。我的临证经验是自己不断地总结、升华出来的东西，而不光是书本上的东西。一个方，怎么加，怎么减，我已经基本形成一个规律，病人一来我方就出来了，为什么这么快呢？因为搞了几十年啊，我看过了几十万病人啦。

在从医的实践过程中，我又读了一些书。比如《傅青主女科》，我读得很熟，里面的方，我经常用，当然有一些特别的、不怎么重要的方我记不住。治妇科我基本上就是用《医宗金鉴·妇科心法要诀》和《傅青主女科》的方。治儿科我基本上就用《医宗金鉴·幼科心法要诀》的方。曾经有一本幼科专著叫《幼科铁镜》，我读过，不怎么样。还有一本书，陈自明的《妇人大全良方》，此书内容复杂，过于复杂，把妇科复杂化。我经常说：我们中医本来就够复杂的了，现在还有不少的中医，甚至于号称中医学家的人，把中医人为地复杂化。还嫌它复杂不够啊？！把中医人为地搞复杂了，我们的后人还怎么学啊！很容易让后人一看到就怕它，一看到就往后退缩，进一步退三步，还怎么学中医啊？！中医本来就复杂，本来就古奥，如果还有人把它故意搞复杂，这很不好！但现在有人就是热衷于搞这种"故意复杂化"的事，热衷于把本来简单的事儿，硬要绕一个大圈儿，绕得学习着晕晕乎乎，结果自己没搞明白，别人更搞不明白，这不是误人子弟吗？这就叫人为的复杂化。以其昏昏，使人昭昭，这种人为的复杂化给后人带来很大弊病，只能给中医学术带来摧残作用。

以上，就是我年少学医时读的书。后来在行医的过程中，我还读了程钟龄的《医学心悟》，对此书我是比较熟的。到了1961年，我开始拜第二个老师了。这个老师叫陈文和，日本东京大学医学院毕业的，他是先在国内学中医，然后到日本去深造。人家都说这个老师了不得，要超过我第一个老师。我原来以为那个胡老师是石门县第一，人家讲这个陈老师要超过你那个老师，我就拼死拼命地要去跟他学习。结果就让我去参加了进修班的入学考试，我考了第一名，自然就当了陈老师的学生了。去了以后陈老师问我读了什么书？我把所读过的书告诉了他。他听完后说：你有明显的缺陷。第一，没读过温病学。第二，你没读过《内经》。那时候，温病学和《内经》讲些什么东西，我确实不知道。我回头见到第一个老师胡老师时，我就问他，老师你怎么不教我读《内经》啊？胡老师说：你那么小读什么《内经》，到时候你自然可以读。我说要到什么时候？胡老师说：当几年医生以后，到20多岁、30岁时再读吧。回头我到陈老师那里，他教我读《内经知要》。其实，对于《内经》，我开始的功底就是《内经知要》。对于温病，我就是读《温病条辨》。《温病条辨》拿到手以后，我很有感触，这都是我原先不知道的知识啊。所以我在《温病条辨》上下了工夫，我的《温病条辨》读得很熟的。我们湖南中医药大学的温病老师叫谢凤英，她的温病学功力是很不错的。一次偶然的机会她发现我也懂温病，她说：你怎么对《温病条辨》那么熟啊？我开玩笑说：难道你就"上了顶"啊？所以如果要我去讲温病学，绝对不会比讲《内经》差。我们学校现在温病教研室主任赵国荣老师的《温病条辨》就是我教的，因为我熟啊。温病方我熟得不得了。跟陈老师重点就读了温病学和《内经知要》，陈老师告诉我，要想当一个好医生，必须大量读方剂。他有些手抄本，2000多首方，他要我抄下来，我那时懒得很，也不知道那是何等的重要，就没抄。当时记性好得很，全记得，现在就忘了。那时又没有复印机，否则就全部复印下来了，呵呵！

　　在这里我还要提到一点，过去我们的中医老师有门户之见、有派别，比如我的两个老师。我第一个老师是典型的温热派，他熟读《伤寒论》和《金匮要略》，也很熟悉《内经》，但他不懂温病；而我第二个老师是清凉派，他恰恰注重温病。因此，现在回头反思他们的临床功夫，我第二个老师治疗常见病很行，我第一个老师治疗怪病厉害。我很幸运恰好得到了这两位老师的指点，如果我只跟了第一个老师而没有跟第二个老师，那我的临床威望肯定没有现在高。这就是学徒的偏颇，所以说学医的老师绝不能糊涂。

　　经常有人问我掌握多少方，问熊老师的方从哪里来？我现在都告诉大家了，都是从我读的医书里来的。有人盘根问底问我究竟有多少方，比如彭坚老师就问过我这个问题。我说一千多个方吧，他说不止不止。我开玩笑说：我的脑袋没长在你头上，你能比我还知道啊？现在我可以告诉大家了，我的方来自哪些地方。开始不是讲了两本方剂学吗，这是基础，然后是《伤寒论》方、《金匮要略》方、《医宗金鉴》方、程钟龄的方、傅青主的方，然后就是温病方，就这么多方，就来自这些地方。当然，以后还有一些杂家的方，比如张景岳的方、喻嘉言的方、李中梓的方，还有《审视瑶函》的方，那是个别现象，包括《医宗金鉴·外科心法要诀》的方，那都是个别的方，不是全面的，上面讲到的那些方才是全面的方。

　　自从跟了陈老师学了温病后，我的中医生涯的"好运气"就来了。当时乙脑、流脑流行，我治好几个危重病例，我在石门县的医名就打开了，随后，我去参加全国中医选拔考试，在湖南省获最优成绩。我被调到湖南中医药大学以后，学校没让我搞临床，其实我的长项是《伤寒论》《金匮要略》和《温病条辨》，长项是内科，长项是方剂，而学校领导偏偏让我去教《内经》。我的天啊，我最差的就是《内经》，偏偏要我教。最后我才知道：因为当时学校缺《内经》老师，所以逼着我去讲《内经》。我的《内经》是到了湖南中医药大学以后拼老命在这里学的。我《内经》的功夫是在 37 岁以后在湖南中医药大学练出来的。很多人都认为我是《内经》专业老师，其实他们错了。我不是专门搞《内经》的，是搞临床的。进入湖南中医药大学任教以后，由于教学的需要，由于读书条件的明显改善，让我认真研读了大量中医古籍，教学相长啊！

最后说说中医的四大经典。历史上公认的中医四大经典是《内经》《难经》《伤寒杂病论》以及《神农本草经》。《内经》包罗万象，构建了中医理论的框架，包括了阴阳五行、藏象、经络、病因病机、病证、诊法、治疗、针刺、养生及运气等各个方面。《难经》是解释《内经》的最早经典。《伤寒杂病论》确立了辨证论治的体系，并且把辨证论治落实到临床。《神农本草经》是中药学的始祖。因此，对于整个中医学来讲，这四本书被公认为四大经典。但现在我们讲四大经典却有些变化，《内经》是中医理论的起源，当之无愧是首部经典，而《难经》是解释《内经》的，它主要侧重在脉学和经络方面，与诊断相关，其他方面讲得很少，因此我们不把它当经典了。《神农本草经》对于学中药专业的来讲当然很重要，对于学中医的来说相对没那么重要，因此也不算。那么第二部经典就应该是《伤寒论》。《伤寒论》与《金匮要略》虽然来自同一本书，但它的价值不只在于讲了六经辨证。如果你只看到一个六经辨证，那么你的眼光太狭窄了。我们读《伤寒论》不仅要了解六经辨证，了解它的主症、主方，还要了解它的辨证法则。表面看它是六经辨证，实际上它贯穿了八纲辨证。比如三阴证属阴证，三阳证属阳证，三阴证是里、虚、寒证，三阳证是表、实、热证，这不就是八纲吗？因此，它是贯穿了八纲辨证的，并且在每个证下面都有主症、主方，这就是它的伟大之处。为什么我们那么推崇张仲景？就是因为他把《内经》的理论落实到了临床，为我们开了先河，是一个大的跨越。因此，《伤寒论》是治外感病的一部独到的经典。第三部是《金匮要略》。《金匮要略》是讲内伤杂病的，我们历来的内科学都是从《金匮要略》来的，因此，它当然是经典。它的辨证体系脏腑辨证，虽然其名称是辨脏腑经络先后病，但其实就是脏腑辨证。第四部是《温病学》。《温病学》创立了前人没有的学术体系，尽管《伤寒论》那么好，它也就是提出了温病的名称而已，充其量讲了一个白虎汤、一个承气汤、一个黄芩汤，再没有更多的了。而叶天士创卫气营血辨证体系，吴鞠通创三焦辨证体系。因此，叶天士的《温热论》和吴鞠通的《温病条辨》是第四部经典。如果不学温病学，你就不能治急性热病；如果不学温病学，你就不能治传染病。而现在，急性热病和传染病大量存在，发病率高，如果不学温病学，你就不能与西医竞争。为什么我能治大量的急症，比如高热、惊厥、昏迷、二便不通等，治疗效果常常好于西医，就是得益于学习温病学。

郭博信

经方时方融汇

辨证论治贯通

郭博信 撰文

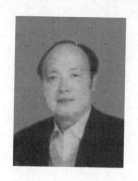

　　郭博信，1943年生，1968年毕业于山西大学中文系，1970年在李松如老中医指导下自学中医，1978年经山西省全省中医统考录为中医师，并任临汾纺织厂职工医院中医科主任，山西科学技术出版社医卫室主任、总编辑，中医药研究杂志社社长，师从三晋名医、临床大家梁秀清、黄杰熙、李可等。2005年6月应邀赴澳大利亚为外国友人治病，并在墨尔本皇家理学院中医系、维多利亚大学中医系、澳洲中医学院、悉尼中医学院等地做传承中医、提高疗效的巡回演讲，引起强烈反响和广泛好评。主张回归传统，求真务实，唯有继承才能创新。认为学习中医应以唐宋以前著作为主，兼吸纳明清以后诸家经验，治病以大剂量用药为特色，着重研究《诸病源候论》中的"三尸虫"理论在临床中的应用。主要著作有《明清临证医话精选》及论文"贵在传承，重在疗效"等。

如何传承中医，如何提高中医疗效，这是目前整个中医界关注的问题。这个问题涉及中医教学体制、教学方法等诸多方面。我个人从事中医工作30余年，时时刻刻也都在思考着这个问题。现在，谈一下我个人在临床实践中的体会和看法。

四诊合参　脉诊为重

中医看病，以辨证论治为核心，在辨证论治中又以四诊八纲为要目，四诊八纲中又以四诊为前提，由四诊才能识八纲。在望闻问切四诊中，虽然脉诊排在最后，但它是中医诊断学中最重要的一环，起决定性作用的一环。四诊不能平起平坐，其他三环——望、闻、问只是条件，而脉诊是最重要的凭据。清代毛祥麟说："切脉辨证立方，为医家三要，而脉尤重，盖脉既明，自能辨证，而投药不难也。"（《对山医话》）吴鞠通也说："四诊之法，唯脉最难，亦唯脉最为可凭也。"（《增订医医病书》）这说明脉诊的重要性远远高于其他三诊。所以《内经》的162篇里，讨论脉象的就有30余篇，《难经》的八十一难，前二十难说的也是脉诊。《伤寒论》讲的是"脉证并治"，脉在证的前面。老百姓找中医看病，俗呼为"看脉"，意思是"看脉"二字可以代表整个诊病过程与医生本身的学识技术高低，那是因为他们从看病的实践中感受到，一个好中医必然精于脉诊。换言之，只有精于脉诊，才能成为一名好中医。

事实上历代医家无不把脉象作为辨证论治的关键。我的老师梁秀清在学医之初，先学了3年脉诊，他凭着这一手脉诊的硬功夫挽救了许多癌症患者的生命。我的另一位老师黄杰熙也是在脉诊的学习和研究下的工夫特别多，上从《内经》《难经》《伤寒论》《金匮要略》入手，下从历代脉书与名医医案中搜求研究，并一点一滴加以验证，才掌握了"凭脉辨证"这一中医看病的"诀窍"而成为临床大家。我自己在开始学习中医的几年里，尽管背熟了药性和许多方剂，一到用时就对不上号。后来拜师学了点凭脉辨证的本领，才在临床中大有长进。

去年夏天，我在省城某大医院应邀诊治一个住院病人，男，36岁，高烧（38℃～39℃）20日不退，经省城各大医院专家会诊，打针输液均不见效。从外表来看，最大的特点是怕冷，虽在夏季的三伏天，仍然穿着羽绒服，十分虚弱，连说话的劲儿也没有，但诊其脉却浮数而濡，沉取也有力，看其舌苔白厚似一层面粉，但舌苔中心色黄，据脉诊判断其为暑湿之热过重、外形寒而内大热的暑湿证，遂开方用生石膏150克、滑石粉60克，佐以党参30克、知母30克、连翘20克、薏苡仁30克、佩兰10克、苍术15克、香薷15克、甘草10克。这个方子总的意思是清热利湿、芳香化浊、扶正祛邪，令其4小时服1次药，服药两剂烧退病愈，神清气爽，出院回家。此案若仅从望诊问诊，见其如此恶寒，很容易判断成风寒感冒，那就大错特错了。

我曾治过一个50多岁的老妇，患子宫大出血，一蹲下就出血，家里两个瓦盆都满了，弄得屋里地下都是血，观其面色苍白，语言无力，脉微弱，病势垂危，急令其用1支高丽参切小块开水一次送服，很快就不出血了。还有一个年轻女医生来了月经20多天一直止不住，兼有脱肛，脉细弱，令其服一小块人参，约指头大，很快经血就止住了，后来又服了半支人参，身体也好了。书上并没有说

当代
经方名家
临床之路
（第2版）

人参有止血作用，但以上两例从脉诊来判断，均属气虚，用人参补气就能止住血，因为气为血之帅。用人参必须掌握其脉是沉细弱，倘是浮或数均不能用，那等于火上浇油。两寸沉弱也能用，但关尺很大就不能用，那就会把肝火引上来，只会加重病情。六脉沉细最好用，当然如果有口干现象，最好配上天冬、生地黄，叫作天地人"三才汤"，用来治疗气阴不足。

　　如果遇上疑难证，那更得要凭脉诊来用药。我曾跟我的老师黄杰熙看过一个怪病，她是一个中年妇女，平时她跟好人一样，只是不能上楼或上坡，上则眩晕倒仆，十分骇人。多方医治无效，住省某大医院治疗近1年。CT、B超等各种仪器也检查不出病来，以心脏病试治之，根本无效，院方以"不知何病"相辞，只好出院回家静养。当时黄师诊见其寸脉大而兼实，关尺则沉迟细小，断为气血郁停上焦、难于周流中下两焦所致。上楼上坡，则郁血上奔，冲激脑部，故眩晕仆倒；走平路则无激动，故安然无恙；下楼、下坡，则气血下注，故亦平安。遂治之以怀牛膝、代赭石等引血下行之药，两剂即痊愈，结束2年之休养，随即上班，后逢"九九"重阳节，随其家人登上霍州郊区最高山峰，上下自如，胜过常人。此案若不依脉诊何以能断其为气血郁停上焦而愈此怪疾呢？

　　西医诊病靠的是听诊器、X光、B超、CT、多普勒、心电图等以及各种化验数据，这些只可作为中医的参考，不得作为中医处方用药的凭据。中医诊病靠的就是脉证，脉证不明，有如盲人夜行，方向不明，用药岂能奏效？有位中医在报上发表文章，说什么"中医不能停留在三个指头一个枕头上"，这话貌似有理，实则是误人子弟之谈。他可不知道这"三个指头一个枕头"里有大学问。孙思邈说："夫脉者，医之大业也，既不深究其道，何以为医者哉！"（《备

郭博信｜经方时方融汇　辨证论治贯通

急千金要方》）对于脉诊这样一个重要的内容，在 5 年中医大学教育中，只占了区区 20 个课时，而且授者多不懂脉诊，讲课往往是一带而过。造成学生在临证时指下茫然，只好据问诊而来的征象，以成方经验为用，这就叫本末倒置，所以治愈率不高。所以许多人觉得中医很难学，中医院校毕业生乃至博士生尽管背了满肚子方剂，一到临床还是开不了一张对证的方子，甚至在临床中干了多少年疗效还不好，原因是多方面的，但最主要的还是没有突破脉诊这一关。如果说学习中医有什么窍门的话，脉诊就是最主要的窍门。掌握了这个窍门，临证中凭脉辨证兼顾其他三诊，阴阳表里寒热虚实就能看清楚了，用药大方向对了头，就会减少失误，就不难取得疗效，甚至能治愈许多疑难病。

辨证论治　谨守病机

中医看病，一定要用中医的思维去审因论治、组方遣药，才能取得好的疗效，绝不能受西医的思维、西医的病理药理的影响，否则就会自觉不自觉地脱离中医轨道，治疗上就会误入歧途。

2000 年我随李可老师诊治一名 37 岁农妇，她患原发性高血压 18 年，由于暴怒引发蛛网膜下腔出血，昏迷 48 小时，随后暴盲。诊见寒战咳逆无汗，查颅内血肿、水肿，双眼底出血。李师见此妇禀赋素壮，症见寒战无汗，纯属表实，遂与麻黄汤 1 剂令服。次日诊之，夜得畅汗，小便特多，8 小时约达 3000 毫升，头胀痛得罢，目珠胀痛亦止，目赤亦退，血压竟然复常，已可看到模糊人影。又

当代经方名家临床之路（第2版）

以通窍活血汤冲服水蛭末 12 克，调整一段终于复明，视力：右 0.8，左 1.2，病愈一年后随访，血压一直稳定。麻黄、桂枝升压，现代药理已成定论，近百年来已列入脑血管病用药禁区，这几乎成了每个中医的常识，而李师却用麻黄汤治愈不可逆转的高血压，岂非怪事？其实不怪，李师之所以成功治愈此病，就是因为他未受现代药理的束缚，而是用中医理论去分析本案病因病机的，即：由于寒袭太阳之表，玄府（毛孔）闭塞，寒邪郁结于内，气机逆乱上冲，邪无出路，遂致攻脑、攻目，邪之来路即邪之出路，故用麻黄汤发汗，随着汗出，小便得利，郁结于大脑眼底之瘀血、水肿亦随之而去，脑压迅速复常。可见中医汗法之奥妙，并不单在一个"汗"字，通过发汗还可以通利九窍，宣通脏腑之气，从而消除溢血、充血之水肿，若按现代西医的病理药理揣测中医的病理病机，常是驴唇不对马嘴，何能取效？

按照中医思维去治病，最忌讳的就是头痛治头、脚痛治脚。去年我接诊了一个男性病人，他 33 岁，但从 23 岁时开始看病，整整看了 10 年，花完了他所有积蓄数万元，吃了几千剂药，越看越重。找我看时，他已是瘦弱不堪，吃饭只能喝一小碗稀粥，睡觉只能睡一个多小时，他几乎要绝望了。他是什么病呢？就是全身极度怕冷，到处疼痛，手脚冰凉，夏天大热天还穿着羊毛衫，喝水几乎要喝滚烫的水，一点凉水都不能喝，看到别人用凉水他就吓得赶紧跑掉，面色青黄，口唇紫黑，舌苔白，中间稍有点黄，舌质红，嘴里酸甜苦等各种滋味都有，二便不畅，小便时痛，跑遍了省城各大医院始终也未诊断出什么病。我诊其脉弦数，断为湿热郁阻，用萹蓄、瞿麦、栀子、滑石粉、车前子、灯心、竹叶、甘草梢、大黄、芒硝等清热利湿，5 剂后诸症好转，40 剂后，10 年痼疾竟豁然而愈。回过

郭博信 ——— 经方时方融汇　辨证论治贯通

来再看他 10 年来所服中药，无非是见他怕冷，就开当归四逆汤、麻黄附子细辛汤等，可是他越服越怕冷，我在方中未用一剂热性药，现在他已不怕冷了，凉水也能喝了；一见他食欲差，就开焦山楂、炒麦芽、神曲等消食开胃的药，可他越服越不想吃饭，我在方中一味开胃的药都没有，他现在能吃饭了，一顿饭吃两大碗面条还觉得不够；一见他失眠，就开炒枣仁、远志、柏子仁、龙骨、牡蛎等养血安神的药，但越吃越睡不着觉，我在方中未用一味养血安神的药，他现在每天晚上能睡 7 ～ 8 个小时，等。从这个例子我们可以看到，中医辨证论治最重要的是谨守病因病机，才能取得疗效，即医圣张仲景所说的"观其脉证，知犯何逆，随证治之"。这就是中医看病的十二字真言，不管疾病有千种万种，疾病谱如何增加，我们按照这十二字真言去做，就可以一通百通，以不变应万病，取得疗效，甚至破解世界医学难题。

熟谙药性　权衡剂量

中医看病，就三条：诊脉、辨证、用方。方是药组成，熟谙药性是前提。熟谙药性只背熟大学课本《中药学》还是远远不够的。真正掌握一味药，不仅要知其然，还要力求知其所以然，才能真正用好它。

比如黄芪，皮色紫黑，紫可入心补心气；黑可入肾补肾气；气温与肝气相投，故可入肝补肝气；肉色黄味甘入脾，大补脾气而生肺金之气，且诸气皆统于肺，肺行呼吸，为诸气之总司令，所以说

当代经方名家临床之路（第2版）

黄芪于人身诸气皆补。又黄芪生于中国北方，根长数尺，深入土中，其根体极松，孔道多而大，下吸地下黄泉之水，上滋苗叶。这与人身结构相似，人身气生于肾，由气海上循油膜而达口鼻，与黄芪之气由松窍而上滋苗叶者无异。明白个中道理，我在临床中，不管遇到什么疑难杂症，凡见气虚下陷者，皆重用黄芪，疗效很好。比如我曾治疗一个40岁男性糖尿病患者，极瘦弱，全身一点气力也没有，走路稍快即气喘吁吁。胸闷气短，两寸根本无脉，关尺脉稍微摸着一点，证属大气下陷。令其每日服黄芪30克，连续服了两个多月，人有精神了，体重也增加了，化验血糖尿糖皆恢复正常。只是服药后出现口干口苦，知服黄芪造成了内热，遂加知母30克同服，又服了一个月，一年后随访，糖尿病未复发。

　　辨证准确，熟谙药性，选对药方，这还不够，有时还得用足量，才能取得疗效。2001年曾接诊另一例37岁男性糖尿病患者，在某医院住院20余日，西医以降糖片、胰岛素之类药品治疗，中医则按消渴证与服滋阴养液中药，口渴虽止，但身体异常消瘦困乏，血糖虽减，但还是时多时少，小便比常人多数倍，诊其脉极沉细弱，舌苔中心剥落一片，且有血肉干燥裂纹，饮食、精神不佳，小便时可嗅出糖气与香蕉味。根据脉证诊为气虚下陷，津液不升，遂处方：黄芪30克、升麻6克，以升津液，佐以山药30克、生地黄30克、玄参20克、麦冬20克以滋阴；并用川萆薢15克以固小便，药进4剂，丝毫无效。思之再三才恍然大悟：此人脾气不足失掉统摄糖质能力，故随津流出，黄芪量小殊难奏功，再之前医已服过许多滋阴养液药，脾已为水湿浸泡而胀大，脾之不运必有瘀血水湿互阻，气不返而津不升，故口干不欲饮，法当用黄芪大补脾气，兼以活血化瘀并固肾关，遂又处方：生黄芪90克、升麻6克升津补脾，桃仁

10克、红花10克、血竭3克（为末冲服）、郁金10克活血化瘀，苍术10克燥湿引入脾经，川萆薢10克利湿而固小便。此药连服两剂，血糖减少，尿量亦减。后每诊皆加黄芪30克，余药不变，渐加黄芪至每剂240克时，小便已近常人，尿中已无香蕉味与糖气，化验尿中已无糖，血糖亦恢复正常，遂又将黄芪逐渐减少而服之，以善其后。到减至90克时停药观察，一年后亦未反复。此病治疗1个多月，服黄芪5公斤多，始收全功。

治疗急危重症，更需要大剂量用药。2000年10月6日，我在某医院治过一个心肾衰竭的病人，当天下午6时忽然不能说话，以手指比划心脏，示意此处极端痛苦，不能平卧，呼吸难以继续，面色晦暗，口唇指甲青紫，手冷过肘，足冷过膝，汗出如油，舌红光无苔，脉浮虚大而数（260次/分），血压已测不出，气息奄奄。证属阳脱阴竭，危在顷刻，速与李可老师的"破格救心汤"：附子、山茱萸、干姜、炙甘草、红参（另煎浓汁兑服）、生龙牡粉、麝香。因病势危急，用开水武火急煎，随煎随喂。8时许，病势未转，第二剂时附子加量，病情稍稳定。11时又服第三剂，附子又加量，病势开始趋缓，至次日清晨6时，还不喘，口唇指甲青紫已退，四肢转温，不能坐起说话，脉亦变缓（90次/分），血压160/70mmHg，调理1个星期后出院。使用破格救心汤的关键是附子要重用，这个病人附子用至300克时，才转危为安。我知道澳大利亚不许用附子，我举此例只是想让大家知道，我们常用大剂量附子抢救危重病人。因为我们了解附子为强心主将，其毒性正是起死回生的药效之所在！世人对附子的误解迟早会改变的。

熟谙药性，治病时有时不用方剂，只用一味药也能治好病，甚至收到奇效。当然，用一味药治病，剂量就得大。下面举一些我治过的例子。

有一位60岁男性患者，一连好几天心悸心慌，头上出汗，身上无汗，严重时甚至一下晕倒在地，诊其寸脉大而实，余脉皆正常。此为脱症，时间长了也危险。我令其用甘草60克，先熬了喝，又再泡着喝，一剂即愈。此即"甘以缓之"也。

有一位20多岁妇女，产后失眠已3个月，严重到通宵不眠，遍服中西药无效，疲惫不堪，痛苦异常，奶水也没有了。我诊其脉沉极弱，显然是脾虚胃弱所致。前医根据《内经》"胃不和则卧不安"，用半夏秫米汤也没效。我开了白术60克令其煎服，当天即能睡3～4个小时，连服10天后，已能睡7～8个小时，饮食也增加了，奶水也有了。此因土主镇静，土气不足亦睡不着，非大补脾土难以奏功。

有一位40来岁男子，很瘦，全身疼痛，吃什么药都没效。诊其脉大而空（血少）近于革脉，《金匮要略》说："男子平人，脉大为劳，脉极虚亦为劳。"此为劳病，我令其每天用生地黄120克，煎水服之，服了近半个月才不疼了。瘦人多火，此人是血不足的"痹证"，用大剂生地黄滋阴（补血）降火就不痹了。《神农本草经》说生地黄"除痹"，除的就是这种"痹"，不是什么痹都除。

有一个10来岁小儿，患尿血1年多，瘦弱不堪，尿黄赤疼痛，尿到石地板上都染成黄赤色，难以清洗掉。前医开的都是导赤散、八正散等利尿止血药均无效。我给他开了120克甘草梢，让他分四五次煎服，服了第一煎尿就变白色了，药尽病愈。甘草梢清火解毒，又能利尿，不需引经药，以梢导梢，服后药力一下子就到了膀

郭博信｜经方时方融汇　辨证论治贯通

胱阴茎，杂药乱投反而无效。

　　我举以上这些例子，主要是想说明，我们中医，一定要知道光按照教科书或药典上规定的剂量用药，在许多情况下是不够的，特别是对于久治不愈的疑难病、急危重症，必须用大剂量才能提高疗效。像肺癌晚期病人一口一口咯血，我都是辨证方中加入大剂量仙鹤草，三五剂药就能止住咯血，不咯血了，说明病情好转，病人也增加了用中药的信心，有的竟神奇般地治愈了，有的延长了寿命。这些大剂量用药是我个人在实践中摸索的经验，仅供大家参考，不能照搬，辨证不准确，大剂量用药就会出差错。

　　当然，也有的病，大剂量用药没作用，反而小剂量用药才有效。例如"梅核气"，即咽喉有异物感，咯之不出，咽之不下。我按书本上学来的半夏厚朴汤很少取得疗效，而用白芥子1.5克、桔梗2克、甘草1.5克、硼砂1克、陈皮6克、乌梅9克，利咽豁痰，剂量虽小，每每取效。因为中医有句话，叫"治上焦如羽，非轻不举"，意思是治上焦的病用药像羽毛一样轻，才能取得疗效。又如春天感冒，头微痛、鼻塞、咳嗽、微热、恶风，此为风伤卫之轻证，需用《时病论》的微辛轻解法，即用苏梗5克、薄荷3克以轻宣肺气，牛蒡子5克、桔梗5克以解太阴之表，瓜蒌壳6克、橘红3克以畅肺经之气，常是一两剂收功。倘用麻桂羌防辛温解表，则药过病所，不仅病不得愈，反而造成表虚汗出，腠理疏松，留下稍受风寒即感冒的毛病。总之，剂量大小一定要因人、因病、因时而异，该大则大，该小则小，不可一概而论。

当代经方名家临床之路（第2版）

多种剂型　各有所宜

自古以来，中医治病不仅有汤剂，还有丸散膏丹等剂型，只是今人治病，大多只开汤剂，忽略了其他剂型，影响了疗效。

肺癌晚期，多数患者出现阴虚内热的症状，最典型的是手足心热，患者觉得从骨头里往外热，睡觉时手足露在外边，经常用身体贴住墙壁，严重时手足不能离开凉东西。对于这一症状，我开过很多滋阴清热的药方很难见效。一开始我用的是梁秀清老师传给我的"清骨散"，即：当归、地骨皮、牡丹皮、麦冬、滑石粉、山药、黄芩、厚朴这8味药，用汤剂，病人服了一两个月也不见效。后来我还是用这个方，按老师所说的，做成散剂，每次服3克，每天服3次，很快见到效果，一般服用7～8天，手足心即不热了，整个病情也有了好转。

虫类药一般用散剂也比煎剂效果好。我治疗脑中风后遗症、冠心病、心绞痛等疾病，因这些病均属于气血痰瘀交阻经络，故用走窜的虫类药煎剂治疗，效果不明显，后来改成散剂，则疗效卓著。处方：全蝎10克、水蛭20克、地龙20克、蜈蚣5条，共焙干研末，每次服3克，每日服3次，名为"蛭蝎散"。去年我治疗一个80岁脑血栓病人，右半身不遂，卧床不起，我开了6剂补阳还五汤，兼服"蛭蝎散"2个月，至今已1年多，这个病人一切行动如常人。还有的半身不遂病人未服汤药，只服"蛭蝎散"就痊愈了。

有的病需慢慢调养，则可做成丸剂。如一中年妇女患脱发，头发越来越稀疏，已露出头皮，诊见脉涩，断为肾虚瘀血所致，用沙苑子100克、三七50克、藏红花50克、莲须200克，共为蜜丸

（每丸9克），每日早晚各服1丸，3个月后再见到她不仅已不脱发，而且长出了新发。

中药外洗，因药物直接接触患部，见效更快，比如外痔出血，用荆芥、防风、透骨草、白矾各10克，开水冲泡熏洗，当即见效，顶多用4～5次即痊愈，相比之下，内服中药效果就慢得多了。还有骨折后或扭伤后，疼痛不止，吃中药也来得慢，可用当归、透骨草各15克，红花、羌活、独活、荆芥各10克，血竭、桃仁、乳香、没药、防风各6克，海桐皮12克，共煎熏洗，舒筋活血定痛，常是一两剂肿消痛止。

外用药有时也能治疗急症。如一个晚期肺癌病人，这人不太相信中医，有一次他妻子给我打来电话，说他忽然小便不通，小腹憋胀难忍，用西药无效，医院要给他导尿，他不愿意，因为他看见另一个病人用导尿无效，医院就在小腹部打了个小洞往外排尿，所以他不愿意受这个罪。我让他用7粒白胡椒、1根葱白，共捣烂，敷脐上。后来他妻子打来电话说敷药两个多小时后小便即通畅了，他妻子问他："你不是不相信中医吗？"他高兴地说："这回我相信了！"他的主治大夫也说："想不到中医这么神。"从此这个病人开始认真服中药，原来医院说他活不过一个月，现在3个月都活过来了，而且病情一天一天在好转。

中药还有酒剂、滴剂等其他各种剂型，均有其各自的适应证。以上这些例子说明中医治病除了要用内服的汤剂外，其他剂型也不可忽略。对一个疾病，采用多种手段治疗，会取得意想不到的效果。

心有定见 有方有守

山西已故名老中医刘绍武，给人看病时，常要求病人服药100剂。过去我对此颇为不解，但是随着临床的时间长了，看病多了，才感到治疗一些顽固病，绝非几剂汤药就能解决问题，必须有方有守。

所谓有方有守，即对某些顽固病、慢性病，一直守方治疗，证不变，方也不变，甚至像刘绍武说的那样"百付不更方"。因为疾病是日积月累而来，那么疾病的治疗也得日积月累而去。也就是说，疾病的发展过程中有一个本质的东西，决定病变的终始，不到病变的发展过程的完结，疾病不会痊愈。因此，治病必求于本，本质不变，方不可变，变则无效，甚则半途而废，前功尽弃。疾病的顽固性决定治疗必须有肯定性。

2003年1月29日，我曾诊治过一位姓陈的69岁男性患者，当时是由其子接我去其家诊治。这位患者2002年曾在河北石家庄某大医院检查确定为心脏冠状动脉血管狭窄，阻塞60%，并有萎缩。西医的意见是必须在阻塞处做两个支架，当时做一个支架需人民币8万元。但主管医生说因阻塞处正在冠状动脉血管交叉处，因此手术有一定的风险。患者系河北省正定县一农民，因无力支付高昂的手术费，转而由其子接来太原求中医治疗。当时我见其面色苍白，消瘦，连说话的力气都没有，去卫生间得扶着墙壁走，手颤抖不能洗脸，全身软弱无力，动则汗出，心慌气短，喘息咳唾，头晕目眩，胸部憋闷，胸痛彻背，脉极沉迟细弱，并有结代。询之尚有小腹冷痛、晨起即泻之30年痼疾。此属素体阳虚气弱而兼寒凝血瘀，与

郭博信——经方时方融汇 辨证论治贯通

《金匮要略》"胸痹心痛短气"病证相似,遂拟一温阳益气、化瘀通脉之方与服。10余剂后症情缓解,遂回河北农村老家坚持服药,其间曾7次打电话述说病情,我则嘱其主方不变,稍事修改。2005年8月20日,又与其子来我诊所,时隔两年零8个月,见其面色红润,体态丰满,说话有力,整个变了一个人。他高兴地说,他现在全身有力,什么农活都能干,也能去赶集,还帮助村里盖房子,爬高上梯一如常人。胸部也不憋疼了,诊其脉和缓有力,亦无结代。患者告诉我,他两年多来,一共服药340余剂。父子欣喜之情溢于言表,并且拿出了我给他开的药方,处方如下:

瓜蒌30克、薤白20克、丹参20克、川芎15克、红花10克、降香10克、黄芪30克、党参20克、香附10克、茯苓10克、麦冬10克、五味子10克、淫羊藿15克、附子15克、桂枝10克、炙甘草10克、水蛭10克、地龙10克、蜈蚣1条、生姜3片、大枣30克。

这是一个主方,他服了100余剂,其余7次改方去掉附子外,余皆不变,有时兼加补骨脂、肉豆蔻、吴茱萸等。现在他不仅冠心病痊愈了,而且小腹冷痛、晨起即泻之30年痼疾亦愈,过去三天两头感冒,现在一两年也不感冒。过去一点冷食也不能吃,现在夏天也敢吃西瓜了。他儿子还回忆说:"过去我们小时候,我爸经常让我们上去踩他的小肚子。"可见患者痼疾痛苦之甚。

这是我在有方有守方面的一个典型病例,事实上许多慢性病、顽固性疾病,都是长期服药才能见效。我治疗晚期肺癌,都是在服七八十剂后才在拍片时发现病灶缩小的。因这些病由量变到质变的过程中表现极为轻微,这就如同我们浇花灌水一样,必须循序渐进,假以时日。老百姓说的"得病如塌墙,治病如抽丝",就是这个

当代经方名家临床之路(第2版)

道理。

这里关键是要心有定见。心无定见，急功近利，朝令夕改，也是医家一误。心有定见，那就是对疾病的本质要诊断准确，用药准确，中医也叫丝丝入扣，才能功到自然成。反之，如果你辨证不准确，犯虚虚实实之戒，就会造成失误。或者你的用药与疾病的本质沾不上边，风马牛不相及，丝毫无效还不知改方，服药多了就会造成身体内药物蓄积中毒，造成肝肾损害，那就大谬不然了。脉变、证变、法变、方变、药变和守方不变是一个事物的两个方面，核心还是辨证论治，"有是证用是药"。

求真务实　学以致用

中医学既是古老的医学，又是崭新的医学。说它古老，是因为它有数千年的历史；说它崭新，是说它系统的理论体系和确切的临床疗效，让世人刮目相看。如果说建立在实验医学基础模式上的西医是微观医学科学殿堂的话，那么建立在整体观念基础上的中医学就是另一座宏观医学科学殿堂，它是以辨证论治为核心——即在整体之中注重个体的理论医学。在如今科学技术飞速发展的时代，学习古老的中医，不仅不是医学历史的后退，反而表明了医学思维的突破，代表了未来医学的方向。

但是中医这门学科的特点是其实践性非常强。中医理论产生于临床实践，反过来也只有通过临床实践才能真正理解、运用中医理论。中医从来都是用它的临床疗效来征服世界，而不是靠它的理论来说服世界。因为在中医这座科学殿堂里，有它自己独特的语言，如阴阳五行、八纲辨证、升降浮沉、四气五味等，局外人不知所云，翻译到外国也缺乏全面的对应语，中医圈里和圈外人很难沟通，如果我们学了中医理论不去运用或者不善于运用，那有什么意义呢？学了不用等于白学。我的一位中医朋友，他能将《伤寒论》一字不漏背下来，甚至哪一个问题在哪一页上他都能说出来。去年初春有一个咳嗽病人，治了两个月也不见好转，后来他请我治疗，我开了3剂药，这个病人就好了。他看了我开的方子，脱口而出道："哎呀，这不是小青龙汤嘛，我怎么没想起来呢？"我一看他开的方子，原来是川贝、紫苑、冬花、百部、桔梗、甘草一类的止咳套方，没有辨证，怪不得没效。我们学习中医，切不可理论和实践脱节、学用两张皮，一定要求真务实，学以致用。不过，我在这里更要强调的是在临床中要求中医之真、务中医之实。

2004年我曾接诊一个70来岁的女病人，得了糖尿病，她说亲自尝自己的尿是甜的，连她用过的尿盆也粘有糖性物，空腹血糖13.5，尿糖+++，她说曾服过降糖药也不顶事。已多日卧床不起，呈重病面容，我赶紧开了苍术、玄参、麦冬、地骨皮、桑白皮等中医降糖药，结果吃了5剂药，血糖尿糖纹丝不动。二诊时诊其脉弦稍数，舌质红苔黄，询之口苦咽干，胸胁苦满，寒热往来，恶心不欲食，我才恍然大悟：此乃少阳证也。于是置"糖尿病"于不顾，开了小柴胡汤3剂。三诊时适其家，她正在炒菜做饭，像是换了一个人，言其小便清利，化验时空腹血糖5.5，尿糖也没有了。我自愧一诊时疏忽，一叶障目，不见泰山，幸亏二诊及时改弦更张，回归中医，不然此病何以得愈？

20年前我曾随黄杰熙老师诊治一位50来岁的女性患者。当时她已在省城和北京各大医院检查，均确诊为宫颈癌Ⅲ期，几经专家教授会诊治疗，时好时坏，过了一年，依然如故，院方辞为不治，建议采取保守疗法，控制病情，延缓死期。当时诊其两手六脉皆沉迟无力，两尺兼涩，观其体形瘦弱而面无血色，略带浮肿，声颤音微。患者自述：纳少，大便数日一行如羊屎，小便短涩混浊，阴道时流浊水黏液夹小黑血块，少腹切痛难忍，全身无力，终日躺卧欲寐。当时老师据此脉证分析，认为是阴寒独盛，孤危之残阳不能化阴邪，水湿血液下流，集于子宫口，久则糜烂腐化变质成癌。阴邪弥漫奇经，则少腹切痛；水湿血液积多，则胀破癌面而下流；阳不化阴，则纳少便迟而硬结；湿浊相混则小便短涩；邪水弥漫肌肤则微肿；正不胜邪，必然疲惫欲寐。于是开了壮肾阳、胜阴邪水湿的真武汤，2剂后诸症稍见缓解，脉亦略有起色。药既对证，继用原方，炮附子由15克渐加至60克，诸症大见好转，脉亦逐渐调和，体重明显增加。炮附子又由60克逐渐减至15克，共服药20余剂，诸症完全消失，终至痊愈。至今已20多年，该患者身体一直健康，连感冒都很少得。黄师说自己之所以能治愈此大病，关键是把握阴阳两大总纲，以脉象为骨干，病候为条件，用霹雳手段之炮附子，壮阳抑阴，扭转乾坤，使阴平阳秘而愈，始终摒弃流俗者治癌之"专药""专方"，坚持中医最基本之功力与特色，所以取胜也。

　　老师说得好，作为一个中医，一定要坚持中医的基本功力与特色。面对患者的西医诊断结果，不能乱了方寸，一定要静下心来，确定从中医方面是什么病、什么脉、什么证，求得中医之真，务得中医之实，你才能取得疗效，达到学以致用。我们传承中医不是为

郭博信——经方时方融汇　辨证论治贯通

145

了别的，一句话：就是为了提高疗效。中医学博大精深，是一个伟大的宝库。它不仅属于中国，也属于世界，是整个人类共同的宝贵财富。不仅中国人可以在这个宝库里掘宝，世界各国人都可以在这个宝库里掘宝，谁有幸进入了这个宝库，谁就可以掘得治病救人的法宝。

黄煌

经方不朽
大道永恒

黄煌经方研究室　撰文

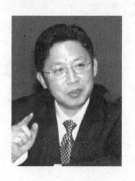

　　黄煌，男，1954年生，江苏江阴人。现为江苏省名中医，南京中医药大学教授、博士生导师，研究方向为经方方证、药证。1973年开始跟随江苏省名中医叶秉仁先生学习中西医内科，并得到江苏省名中医邢鹂江、夏奕钧等先生的指点。1979年考入南京中医药大学首届研究生班，攻读中医各家学说专业。1982年毕业，获医学硕士学位。1989年受国家教委派遣赴日本京都大学进修老年医学1年。2001年获日本顺天堂大学医学博士学位。1982年至今供职于南京中医药大学，历任基础部中医各家学说教研室讲师、南京中医药大学学报编辑部主任、文献研究所副所长、研究生部主任、基础医学院副院长、基础医学院名誉院长等职。社会兼职有南京市人大常委会副主任、江苏省政协常委、农工民主党中央委员、农工民主党南京市委主任委员等职。代表著作有《中医十大类方》《张仲景50味药证》《经方的魅力》《中医传统医学流派》《医案助读》《经方100首》《药证与经方》《方药心悟》《方药传真》《名中医论方药：国家级名中医临证经验实录》《黄煌经方沙龙》系列等。2004年创办了学术性的公益网站——黄煌经方沙龙，目前已经成为国内首屈一指的经方医学专业网站，点击率已突破63万。

"经方不朽，大道永恒。"这是 2010 年 5 月 13 日黄煌教授在德国罗腾堡举行的第 41 届欧洲中医药大会开幕式报告的结束语，会场里掌声雷动，经久不息。

经方是黄煌教授学术生命的全部，推广、普及经方是他一生孜孜不倦的事业。

师承名医求实学

江阴是一个中医之乡，历代名医辈出，如清代名医姜礼，著有《风痨臌膈四大证治》；近代温病学家柳宝诒，著有《温热逢源》，由其编辑并点评的《柳选四家医案》更是研读名医医案、学习名医用药的必读之书；近代名医曹颖甫，曾被任应秋誉为"纯粹的经方家"，更是江阴中医杰出的代表；还有擅治伤寒大症，享誉苏南的朱家伤寒派代表医家朱莘农，与其兄朱少鸿、其侄朱凤嘉享有"一门三杰"之美誉，等。

黄煌出生于江阴的一个书香门第。曾祖父是江阴华士一带著名的骨科医生。祖父经商，父亲是美术家，从事中国画创作，后来又从事教育行政管理工作。母亲是学西医的，在江阴卫生学校当微生物与寄生虫学科教师。伯父是建筑师，为台湾故宫博物馆的设计者，叔叔在摄影界，书法、篆刻也是一流的。家庭的荣耀和父亲的熏陶让黄煌确立了一生的价值取向，那就是要为社会做贡献，为民族争光，也为家族争光。

黄煌的理想曾是当作家或诗人。但"文革"开始后，黄煌一家被下放农村劳动。1973年全家返回城里，当地政府便安排黄煌到县中医院当中医学徒，给老中医抄方，从此一脚便踏进了中医的世界。

黄煌当年跟随的老中医是江苏省名中医叶秉仁先生。

叶先生早年毕业于上海中国医学院，长期在农村行医，精通中西医两法，临床技术过硬，经验丰富。他的治学格言是"学术无国界，治病在疗效"，所以叶先生精通现代诊疗技术。他善于辨病，常常能在腹痛腹泻病人中鉴别出肝癌、胃癌、肠癌等病。叶先生有一手过硬的临床诊疗技术，不仅能熟练进行胸腹腔穿刺，连护士都扎不进的小儿头皮静脉针，他操作起来也很娴熟，常常能一针见血。叶先生的医德更是感人。他对病人很和气，从不与病人生气，更未见对病人呵斥。自从创建了中医病房，叶先生不仅每天查房，晚饭后还要去病房和病人聊聊天。冬天查房，听诊时他常常先用手焐热听诊器，然后轻轻放到病人的胸口。病房曾收住一位老工人，大便数日不通，用药无效，叶先生毫不犹豫地戴上手套，亲手为病人掏大便。

作为启蒙老师的叶秉仁先生，他的学术思想、临床经验及医德医风令黄煌终身受益。如黄煌提出，理想中的现代中医应该是："诊断现代化，用药天然化，观念全科化，服务社区化。"他认为，诊断不必分中西，现代疾病的诊断概念必须懂，也必须采纳。但是在用药上应有中西之别，使用天然药物应当是中医的重要特色，中医传统的处方用药经验和规则不能丢。这应该得益于叶老中西医学并重的思想。

黄煌也像叶老一样，对病人很和气、很耐心，从未见他与病人生气，也从未见他对病人责难。黄煌对就诊者亲切、和蔼的态度长期以来一直受到患者的称颂和敬仰。有一位名叫"江南晓雅"的网友在"黄煌经方沙龙"网站留言："做您的病人是幸运的。因为，您以高超的医疗水平解除了患者身体的苦痛，那不厌其烦的倾听、解答，平易近人的点头、微笑更似和煦的春风，温暖患者郁闷的心房。我成不了您的学生，但幸运地成了您的病人。我觉得，您是最富有人格魅力的一位名医，也是一位睿智勤勉、儒雅旷达、可亲可敬的长者！"

在学徒期间，除了跟随叶先生临诊抄方以外，对县中医院的其他老中医，如夏英武、郁祖祺、韩凤鸣、孙泽民等，他们的诊病风格、用药特点，黄煌也很熟悉。后来，在县城卫生局组织的西学中的教材编写工作组，黄煌又认识了县里的名老中医邢鹏江、夏奕钧两位先生。他们都是锡澄名医朱莘农（1894—1962）的弟子，是苏南朱家伤寒派的传人。

朱莘农先生幼承家学，壮年以擅治伤寒大症而享誉盛名，平生对《伤寒论》钻研甚勤，临床重视验体辨证。他有句名言："医道之难也，难于辨证，辨证之难也，难于验体，体质验明矣，阴阳可别，虚实可分，病症之或浅或深，在脏在腑，亦可明悉，而后可以施治，此医家不易之准绳也。"其辨体质，多从望诊和切诊入手，尤其是擅长使用"咽诊"与"脐诊"。

夏奕钧、邢鹏江先生用药一如朱莘农先师。黄煌曾回忆到："（他们）非常重视强调客观指征，常常或凝神直视，或按压腹部，或察看咽喉，临床思忖良久，而当机立断，说'此人要吃桂枝！''此人要吃黄连！''此人是桂甘龙牡汤证！'"咽诊、脐腹诊等朱家伤寒派独特的诊法，中医辨体用药的技能，以及黄连证、桂枝证、泻心汤证、桂甘龙牡汤证等方证药证的识别经验，就是在这时掌握的。这种药人相应、方人相应的思路，为现在黄煌创立的经方医学体质学说打下了重要的基础。后来他从《临证指南医案》中归纳总结了叶天士体质辨证的思想和经验，以"叶天士体质辨证探讨"为题发表在《江苏中医杂志》上，就是那时对体质学说的思考和体质辨证的探索。

三年的学徒生涯虽然很短暂，学习的也仅仅是一些基本的方剂、中药知识及中西医诊断方法，但对于黄煌来说却远远不止这些。因为，家乡的老中医，不讲玄奥空洞的理论，用方用药的经验实实在在。他们注重临床疗效，熟悉人情世故，能与病人打成一片，工作起来忘我无私，对生活和专业满腔热忱。家乡老中医们的耳濡目染，培养了黄煌求真务实的品格和对于中医事业的执著。这在大学的教科书里是学不来的。

读研深造探真知

1979 年，黄煌考入南京中医药大学首届研究生班。据说，当年全省 300 余人报考，最后只录取了 20 人，那真是百里挑一。

到省城读研究生之前，黄煌已经注意到经方的与众不同。夏老临床擅长使用桂甘龙牡汤治疗杂病。他曾告诉黄煌，用桂甘龙牡汤治疗支气管哮喘效果很好。黄煌随即将这一经验告诉了跟随他抄方的学生陆某，后来陆某碰到了一位哮喘病人，是个老太太，体瘦肤白舌淡，服药 3 剂后气促明显好转。独立临诊后黄煌遇到一位男青年，患上消化道溃疡，多次出血，补气养血药吃了很多，但依然贫血，头昏乏力，盗汗还比较严重。那时刚从夏奕钧先生处学得桂枝加龙骨牡蛎汤的用法，便用此方治疗，居然立竿见影，症状明显缓解！这让黄煌对传统套路开始感到怀疑，原来总认为是出血后贫血，自然要补血，要用当归、熟地黄、枸杞；盗汗要用瘪桃干、麻黄根。

后来，黄煌有机会看到清末名医余听鸿先生的医案《诊余集》。全书主要记载了作者治疗危急重症的一些经验，其用药多用经方大剂，思路明显与教科书有别，让黄煌大开眼界，他将全书手抄了下来。

在黄煌考上研究生后，叶秉仁先生赠送给他一本《近代中医流派经验选集》作为礼物。书中介绍了近代上海地区著名中医的学术经验，有丁甘仁、王仲奇、张骧云、范文虎、朱南山、恽铁樵、徐小圃、费绳甫、陈筱宝、夏应堂等。其中的范文虎、恽铁樵、徐小圃擅用经方大剂治疗大病危症，学术个性更是特立独行，对黄煌的影响很大。这本书为他打开了一扇窗，透过它，黄煌看到了一片充满活力的芳草地，犹如在大漠中发现了绿洲，那是一种欣喜，是一种向往，黄煌从此爱上了经方。

作为南京中医药大学首届研究生，黄煌有充足的时间和精力读书，可以在古籍部任意翻阅各种古代医书。那时，印象最深的是徐灵胎、叶天士、王孟英、柯韵伯、舒驰远、曹颖甫、余听鸿、陆渊雷、王清任、张锡纯、范文虎、祝味菊、吴佩衡以及日本的吉益东洞、汤本求真等一批医学家。他曾花很多时间，将历史上一些著名的医家及其著作、学术观点、经验方药等做笔记，再加上自己的诠释和评语。据说，在1980年的下半年，黄煌写秃了十几个蘸水钢笔的笔尖。以上的读书经历，对了解中国医学史、了解中医学术流派非常有帮助。这既为后来编写《中医临床传统流派》打下扎实的基础，也为黄煌研究生毕业后留校任教从事《中医各家学说》的教学

黄煌——经方不朽 大道永恒

153

工作创造了有利条件。

立足讲台为留根

黄煌常说，中医学是一部史，要想正确地、完整地认识中医，必须把她放到历史长河中去，在历史这一大背景下才能正确定位。因为，在不同的历史时期，中医学以不同的形式表现自己。如汉唐医学的朴实，明代医学的玄学化，清代医学的儒学化，等。只有跳出单纯的学术圈子，才能透过中医学神秘的外衣，把握其真正的学术价值。

经方，是古代经验方的略称，中医通常将东汉医学家张仲景所撰《伤寒杂病论》中的 200 多首古方称为经方。历史上有许多医家擅长使用经方治病，被人们称为"经方家"。经方家自清代以来一直十分活跃，是学术个性鲜明的中医流派，称为"经方派"。这是一支重实证、重实效、重临床、具有鲜明学术个性的流派，他们是中医学术经验传承的中流砥柱，是中医的脊梁。但是，从 20 世纪末以来，随着一些经方家的年高谢世，经方派传人渐少，经方医学从主流中医领域逐渐淡出。但令人欣喜的是，经方派的余绪未绝，各地研究经方的学者和医生还不少，黄煌也逐渐成为致力于经方传承及推广的知名学者。

黄煌开始专注于经方及经方家学术思想与临床经验的研究，始于 20 世纪 80 年代后期。从此，经方医学成为他学术生命的全部。他常说："学中医关键是学思路，学方法，学眼光。中医内容太多，

当代经方名家临床之路（第2版）

如果什么都要弄懂弄通，几乎是不可能，也没有必要。我所关心的，就是经方如何在现代临床上发挥应有的作用。所以，我看中医，有自己的价值取向和思维方式。"

经方配伍严谨，用药精当，是后世方之祖，其中蕴含的认识人体认识疾病的思想方法是中医学的重要组成部分。如果把中医看作是棵参天古树，那经方就是那遒劲的根干。黄煌从20世纪90年代开始，将经方的推广普及作为工作的重点。他多年来立足讲台，呼吁广大年轻中医学好经方，用好经方，留住中医的根。

黄煌推广经方最初是从义务讲座开始的。他利用大学生科协指导老师的身份，经常课余开设有关读经典用经方的讲座。经方思想深邃，内容贴近临床，他的讲座充满激情，学生当然爱听，讲座几乎场场爆满。"把根留住""踏上通往斯德哥尔摩之路""远古走来的中医学""中医学的魅力"等就是他当年的演讲题。后来，学校将"张仲景药证""经方应用"列为公共选修课，黄煌的课就成了大学生热捧的名牌选修课。课都安排在晚上，大教室中不到开课已经挤满了人。听众中有低年级的，更有高年级的；有研究生、进修生、留学生，还有年轻教师；有中医中药专业的，还有非医学专业的。在讲台上，黄煌旁征博引，激情洋溢。他的语言生动幽默，内容紧贴临床，学生们或凝神深思，或快捷记录，或会心一笑。讲课结束，学生们要报以一片热烈的掌声。许多同学都有这样的感受：听黄煌老师的课真是一种享受！有的同学说：我第一次尝到了将选修课当作必修课来上的感觉！有的同学说：原本不记笔记的我，竟然忍不住动笔，一学期后有了一本厚厚的"张仲景药证"笔记！

最具有故事性的，是黄煌给南京医科大学的学生讲经方。2001年，黄煌在这家非中医院校开讲选修课"张仲景药证"，许多同学带着对中医科学性的怀疑，带着听听看的想法走进教室，可是，就是那第一堂课，就被黄煌所讲的内容吸引住了。那是讲甘草的课，黄煌先给每位同学分发甘草饮片，让大家咀嚼。接着他说：今天为什么要让大家尝甘草？是要告诉大家：第一，中药不都是苦的；第二，中医是尝出来的。要学好中医，必须要当"神农"，要多实践！独特的演讲方式，实用的教学内容，让同学们听课欲罢不能。课越讲越精彩，听课的人数越来越多，黄煌在南京医科大学学生中也名声顿起。有次教室突然调换，黄煌找到教室已经迟到了近半小时，刚走进教室，立即爆发出雷鸣般的掌声，同学们一个没走，都在翘首盼望这位讲"张仲景药证"的中医教授！2003年下半年，选"张仲景药证"课程的南京医科大学同学竟然达到三个大班，近500人！中医课能在西医院校有如此"人气"，也令该校教务处的同志始料未及。

　　黄煌不仅在南京讲经方，他还走出江苏，将经方的魅力展示给同道。2003年春节后，台湾中国医药学院邀请黄煌作了近十天的"经方医学"的主题讲学，反响强烈。21世纪初，日本中医界出现中医信任危机，他受邀赴日本东京、京都、广岛、福冈、大阪演讲数十场。他用流利的日语，以厚实的中医功底，以不容辩驳的临床事实，大力宣传中医学的优势，展示中国经方的特有魅力。日本中医界最有影响的刊物《中医临床》杂志多次采访黄煌，并发表他的论文。2007年6月份，黄煌应邀赴日本广岛参加了第58届日本东洋医学会学术总会，作为特邀嘉宾，他出席会议并作了"方证相应之我见"的学术报告。日本著名汉方医学家坂口弘先生曾这样评价黄煌的成就："黄煌先生的学术思想和对古方的研究，对于处在思想混乱期的日本中医界，将带来指导性的启发。"2008年，黄煌很忙，去了美国，去了澳大利亚，经方在那里大受欢迎。2009年春节是在旧金山过的，讲经方成了他的新年第一件工作。2009年6月16日至21日，应邀赴日出席第60届日本东洋医学会学术总会。同年7月29日赴英国伦敦，在伦敦大学国际交流中心开讲经方。2010年5月12日至15日，出席了在德国南部古城罗腾堡召开的第41次德国国际中医药大会。今年7月份还在美国西雅图、休斯敦等地讲学。欧美正在掀起一股强劲的经方旋风。

在黄煌的努力下，国内越来越多的中医也开始关注经方，研究经方，应用经方。许多基层的医生通过"黄煌经方沙龙"论坛开始学习黄煌的经方医学，临床疗效明显提高，很多逐渐成为当地的名中医。许多中医大学生自己开方煎药，有些用经方治愈了家人亲友的疾病，尝到了经方的甜头，从此也爱上了经方，爱上了中医。经他指导的研究生、进修生、实习生个个都是使用经方的好手，上临床以后很快受到病人的欢迎。这让黄煌倍感欣慰。他常说："希望通过本人的工作，唤起大家对古典中医学的重视。继往才能开来，根深才能叶茂，中医学的发展离不开对古代优秀遗产的继承，因为这里有中医学的根。"

冗繁削尽留清瘦

黄煌在国内外推广经方所取得的轰动效应令世人瞩目。这与他追求简约、追求实用的治学特点密不可分。将复杂的临床问题简单化，将抽象的中医理论形象化，深入浅出，展示一个可见可摸、易学易记的经方医学，是这些年黄煌苦心研究的目的。其代表性著作就是《中医十大类方》和《张仲景50味药证》。

1989年，黄煌受国家教委派遣，赴日本京都大学进修老年医学。在京都，他有机会接触到日本的中医——汉方医及其诊疗思想和技术，并与他们交流中医学的观点和经验。由于我们的古人在经方的适应证的阐述上常常言辞古朴，给现代人学习和临床应用带来较大的困难，为了在学术交流中让日本医生尽快了解中医处方用药的技能，黄煌提出了有关"方剂家族"（即类方）以及"药人"（即体质或药证）的观点，力图使抽象的中医辨证论治具体化、形象化。这种思路和基本内容，成为后来的畅销书《中医十大类方》的雏形。

《中医十大类方》是将临床常用的经方按主药分为十大类，分别介绍其方证以及现代临床应用经验。全书没有艰涩难懂的理论术语，内容贴近临床，通俗易懂，非常实用。特别是书中配的漫画，寥寥数笔便勾勒出某种方证及体质的外观特征，增添了趣味性，也便于记忆。1995年，该书由江苏科学技术出版社出版，至今十余年来，已重印7次，2006年重新修订并再版，还发行了日文版、韩文版、中文繁体字版、英文版等多种版本，深受专业人士、医学院校师生及中医学爱好者的好评。有趣的是，台湾还出现了改名《汉方十大家族》的本书盗版本。曾有人用清代文人郑板桥的画竹诗来形容黄煌和他的这本学术著作："四十年来画竹枝，日间挥写夜间思，冗繁削尽留清瘦，画到生时是熟时。"

1998年，黄煌出版了《张仲景50味药证》。这是一本研究经方药证的专著，该书一改前人踏虚蹈空的药性理论诠释，追本溯源，从《伤寒论》《金匮要略》的方证中破译出张仲景用药的客观指征，为理解经方、活用经方提供了重要的指导，也为中医的规范化研究

当代**经方名家**临床之路（第2版）

提供了新的思路。该书于 1998 年由人民卫生出版社出版后，很快引起海外读者的青睐，相继发行了日文版、韩文版、中文繁体字版，2008 年人民卫生出版社还发行了第三版及英文版。

黄煌认为，中医本来是质朴的、实用的，这从经方上可以清楚地反映出来，只是后世医家过度的、随意的解释将中医变得臃肿了、浮华了。他说：世界上的学问不都是看得见摸得着的，但真学问是应当从看得见摸得着的地方开始的。他坚持这种求实的精神，写临床医生爱看的书，说青年学子听得懂的话。这几年，他又继续编写了《经方 100 首》《经方的魅力》《药证与经方》等著作，在国内外均有较大的影响，许多读者就是通过黄煌的书了解了经方，热爱上了中医。

擅用经方治顽疾

黄煌过去常说，他在两个地方最有成就感，一是在讲台上，一是在诊室里。在讲台上，黄煌是一位优秀的教师，在诊室里，他是一位勇于与疑难病症斗智的医生。同学们都说，看黄煌教授看病，也是一种享受。他看病，全神贯注，摸脉诊腹，望舌察腿，辨病结合辨人，常常能迅速地从纷繁的主诉中抓住主证，其敏锐的观察力常常让学生叹服。其所处之方，虽药味寥寥，却多是经方，疗效常常出乎意料。

1995 年春夏之交的一个上午，一对中年男女突然出现在黄煌的办公室门口。男的背着一个面色惨白的少女，女的一见到黄煌便屈膝跪下，哭着让黄煌救她的女儿。原来她的女儿得了血小板减少症，每次月经来潮便暴崩不止，因严重贫血，姑娘竟然无法登上二楼。补血养血的中药吃了不少，住院医生也感到束手无策，说如果再出血不止，只有切除子宫，母女几乎绝望。黄煌仔细诊察后发现，女孩儿虽然面如白纸，但皮肤白皙，两眼明亮有神，舌淡白但舌面干燥。女孩儿一扬手，母亲便递上一瓶矿泉水，她一饮而尽，不停地直喊："太热了！"要对着电扇直吹才舒服。黄煌胸有成竹，这不正是白虎加人参汤证吗？《伤寒论》白虎加人参汤证的条文写得很清楚："大渴，舌上干燥而烦，欲饮水数升。"遂以白虎汤加生地黄、阿胶、龙骨、牡蛎、龟甲等，当夜血量即大减，后来坚持服用数月而痊愈。这个例子让黄煌再次体会到经方的神奇，体会到方证相应是中医临床最重要的辨证技巧。

2006年6月的一天，门诊上来了一位拿着厚厚的病历本，肤色黄暗、表情痛苦的中年妇女。她患有原发性胆汁瘀积性肝硬化多年，目前出现腹部胀痛、皮肤瘙痒难忍，以及肝功能损害而出现的黄疸不退，多处就医未见明显缓解。黄煌据其有腰痛连及下肢，而断为芍药甘草汤证，在处方上写了三味药：白芍30克，赤芍30克，甘草10克。这个处方记载在东汉时期的《伤寒论》中，名芍药甘草汤。患者接方后有点迟疑，她看过许多医生，未见有如此简单、如此便宜的中药处方。能有效吗？但仅仅服用一周，患者肤色黄染减轻，皮肤瘙痒明显缓解，大便畅通，腹胀痛也好转，食欲和睡眠改善了。病人欣喜不已，在场的医生也惊讶称奇。黄煌回答却平淡：这叫有是证用是方！

还有一次，从安徽来安县来了一位确诊为晚期胃癌的中年女性患者。患者严重贫血，形容枯槁，连伸出舌头的力气也没有。面对奄奄一息的病人，黄煌思考良久，毅然开出了经方炙甘草汤。这张原本治疗"心动悸，脉结代"的古方，竟然使患者起死回生，半个月后又能进食，三个月后还能下地走路。乡邻相传她遇到了神医。黄煌说，这叫不治其病，但治其人，是留人治病！

唐代医学家孙思邈在《千金翼方》中说："方虽是旧，弘之惟新。"黄煌认为，古方完全能够治疗现代疾病，关键在于应用古方的人是否具有创新的意识。黄煌多年来致力于经方方证、药证的规范化研究，致力于经方治疗的现代疾病谱研究。现代医学的疾病诊断与传统的体质辨证在他的临床上得到了巧妙的联络。他有一个"方–病–人"的诊疗思维模式，也称为"方证三角"，每个经方，有其主治疾病谱，还有其适用体质特征，有时仅治其病，有时但治其人，有时病、人兼治。如用大柴胡汤可治疗胰腺炎、胆结石，也能用于支气管哮喘、高血压、反流性胃炎，关键是看体质；柴胡加龙骨牡蛎汤合栀子厚朴汤治疗抑郁症，温胆汤治疗创伤后应激障碍，甘草泻心汤治疗复发性口腔溃疡，只要对病即可。此外，他善于古方今用，如用桂枝茯苓丸治疗痤疮，用三黄泻心汤合四逆汤治疗久治难愈的胃炎，用炙甘草汤、薯蓣丸调理肿瘤患者体质等，均是在经典的基础上有了新的拓展。

黄煌开的经方大多是常用药，再加药味少，所以价格很便宜。开这些方，黄煌最开心，因为老百姓欢迎。他常说：医院不是药店，开方的不能成为卖药的！他多次在新生入学后的讲座中提到这个问题。他说：如果你是为赚钱来学中医，那劝你趁早转专业，介绍你去南京财经大学！话音一落，台下笑声一片。

经方未来更辉煌

黄煌有一支经方团队，主要由"编内""编外"两类人员组成。所谓"编内"，就是他所指导的研究生，他们研究的课题主要分布在经方方证药证研究、中药的临床疗效与安全性系统评价研究、经方医学家学术思想史研究、名老中医学术经验整理研究等多个领域。所谓"编外"，是指他所带教的进修生以及通过网络指导的基层医生和经方爱好者。有教无类的教学思想，使黄煌周围聚集了一批有志于中医、精于经方理论与临床的青年人，他们在黄煌的指导下，经常交流，互相勉励，进行着艰苦但又充满成就感的研究工作。南京中医药大学也为黄煌教授的研究提供了很好的环境，扶持经方医学的发展。

2004 年底，黄煌教授主持创办了非营利性学术网站——"黄煌经方沙龙"，在短短几年内，该网站在众多的中医论坛里迅速脱颖而出，成为国内著名的经方学术论坛，截至 2010 年 6 月 21 日，该论坛的访问量已突破 64 万次。网站的宗旨是交流经方的现代临床应用，论坛的参与者来自世界各地，其中有资深的学者，有基层的中医师，有大学的青年学生，还有中医爱好者。一个以讲求实用、力主简约的现代中医流派正在逐步形成。

黄煌将目前我国经方医学的现状概括为"民间热、高校冷，网上热、临床冷，海外热、国内冷"。经方很受基层医生的欢迎，在各大中医论坛上，经方也备受追捧。在海外，日本早就将经方的许多制剂纳入医疗保险，其临床及药理研究均深入细致，经方已经产业化；经方书籍在我国台湾很热销，不少开业医生就以经方为号召。

当代*经方名家*临床之路（第 2 版）

经方在欧美及澳洲也受高度关注。《伤寒论》已经有英文版，澳洲著名的中医杂志《天窗》（Lantern）经常发表有关经方的文章，《中医十大类方》《张仲景50味药证》等经方医学书籍已译成英文并在海外热销。在第41次德国国际中医药大会的专题讲座结束时，掌声经久不息，黄煌与翻译张卫华女士三次谢场。《黄煌经方使用手册》（德文版）在会场一度脱销。会后黄煌又接到来自德国、荷兰、法国、比利时、加拿大、瑞士、比利时、意大利等国中医教学机构和中医药组织的讲学邀请，很多医生希望来南京学习经方。但是，相比之下，国内许多临床医生对经方却非常陌生，他们不知道经方派和经方家的学术经验，他们不知该如何应用这些两千年前的古方，他们中有的人不愿意使用经济效益低的经方。在高校，《伤寒论》《金匮要略》的教学课时已经由中华人民共和国成立初期的两三百学时压缩到目前的50～70学时不等，最多也就90学时，而且被纳入非必修课程之列。从事经典教学的一些老师长期脱离临床，讲解过于理论化、教条化，无法激发学生学习经方的兴趣。

面对我国经方医学所处的困境，黄煌教授及其团队没有退却，我们对经方的未来充满了信心。我们认为，经方安全有效、价格低廉，符合我国国情；经方规范，可重复性强，最容易走向世界；经方派虽沉寂民间，但余绪未绝，只要我国中医药高校加强对经方的教学和研究，政府增加对经方的科研资助，制药集团加大对经方制剂的开发力度，我国的经方医学必将恢复生机和活力，我国的中医药也必将得到振兴！黄煌说："我是经方乐观论者。我坚信，仲景之学，古今咸宜；方证之学，至简至易；经方之门，人人可入；中国经方，必将走向世界，永远辉煌！"

黄煌教授常用方选论

◆ 1. 桂枝茯苓丸 (《金匮要略》)

【处方】桂枝 15 克，茯苓 15 克，赤芍 15 克，牡丹皮 15 克，桃仁 15 克。

【煎服法】以水 1200 毫升，煮沸后调文火再煎煮 40 分钟，取汤液 300 毫升，分 2～3 次温服。

【体质要求】体格比较健壮，成年人多，中老年人更多。面色多红，或潮红，或暗红，或发青，或面部皮肤粗糙、鼻翼毛细血管扩张，眼圈发黑，唇色暗红，舌质暗紫暗淡，舌边紫色或舌底静脉怒张等。皮肤干燥易起鳞屑，特别是下肢皮肤更为明显，或小腿易抽筋，静脉曲张，不能久行，或下肢浮肿，或独脚肿，或下肢肌肉有绑紧感，或下肢皮肤色暗、发黑，膝盖以下发凉，易生冻疮，足底龟裂、鸡眼。腹部大体充实，尤其是小腹部。有的患者脐两侧尤以左侧下腹更为充实，触之有抵抗，主诉大多伴有压痛。患者容易有腰痛、腿疼、痔疮、阑尾炎、盆腔炎、前列腺肥大；容易头痛、失眠，容易烦躁、发怒，情绪易激动；容易头昏、记忆力下降、思维迟钝、语言謇涩；容易便秘。

【主治疾病谱】子宫内膜炎、子宫内膜增殖症、子宫内膜异位症、慢性盆腔炎、慢性附件炎、卵巢囊肿、子宫肌瘤、闭经、老年

当代经方名家临床之路（第2版）

性腔隙性脑梗、冠心病、心绞痛、慢性血栓栓塞性肺动脉高压、下肢深静脉血栓、肾功能不全、糖尿病、高黏血症、高脂血症、腰椎间盘突出、前列腺肥大、前列腺炎、下肢静脉曲张、下肢溃疡、麦粒肿、酒糟鼻、脱发、银屑病、便秘、肛裂、痔疮。

◆ 2. 温经汤 (《金匮要略》)

【常用剂量】吴茱萸 5 克，当归 10 克，川芎 10 克，白芍 10 克，人参 10 克或党参 15 克，桂枝 10 克，阿胶 10 克，生姜 10 克，牡丹皮 10 克，炙甘草 10 克，制半夏 10 克，麦门冬 20 克。

【煎服法】以水 1200 毫升，煮沸后调文火再煎煮 40 分钟，取汤液 300 毫升，化入阿胶，分 2～3 次温服。或加入红枣、桂圆肉等熬成膏滋药长期服用。

【体质要求】体型中等，或偏瘦，或消瘦，皮肤干枯发黄发暗，缺乏光泽，或潮红，或暗红；口唇干燥干瘪而不红润，或疼痛，或热感。毛发出现脱落、干枯、发黄，易于折断。腹壁薄而无力，小腹部拘急、疼痛或腹胀感。有些患者的手掌、脚掌干燥，摩擦后沙沙地响，容易裂口或有毛刺，或有疼痛或发热感。小腿皮肤干燥、无毛。月经周期紊乱或闭经，不规则阴道出血，或多或少，色淡或黑色。或有痛经，或难以怀孕，或易于流产。阴道干涩或外阴皮肤干燥、瘙痒，白带少。性欲低下，容易疲劳，容易腰痛膝软，容易头痛，容易午后面部或身体有发热感，容易失眠、烦躁等。大多有产后大出血、过度生育或流产，或过早做子宫切除，或长期腹泻，或久病，或营养不良，或绝经年老等既往史。

【主治疾病谱】闭经、不孕症、习惯性流产、功能性子宫出血、失眠、反复腹泻、黄褐斑、皱纹、口唇炎、脱发、指掌角化症、手足皲裂。

◆ 3. 大柴胡汤（《伤寒论》《金匮要略》）

【常用剂量】柴胡20克，黄芩10克，制半夏15克，枳壳30克，白芍20克，制大黄10克，干姜5克，红枣20克。

【煎服法】以水1200毫升，煮沸后调文火再煎煮30分钟，取汤液300毫升，分2～3次温服。

【体质要求】体格壮实，以中老年较多。上腹部充实饱满、胀痛，进食后更甚，按压轻则为抵抗感或不适感，重则上腹部有明显压痛，腹肌紧张；多伴有嗳气、恶心或呕吐、反流、便秘、舌苔厚等。易患高血压、高脂血症、肥胖、胆囊炎、胆石症、胰腺炎、支气管哮喘等。

【主治疾病谱】胰腺炎、胆囊炎、胆道蛔虫、炎性胆囊息肉、胆石症、高脂血症、脂肪肝、胆汁反流性胃炎、食道裂孔疝、胃窦炎、消化道溃疡穿孔、肠梗阻、肠易激综合征、肺癌、支气管炎、支气管哮喘、高血压、中风、心律不齐、心动过速、肥胖症、糖尿病胃轻瘫、甲状腺疾病（甲状腺腺瘤、甲亢、甲减等）、干燥综合征、乳腺癌术后调理、乳腺小叶增生、乳腺囊肿、溢乳、痛经、闭经、多囊卵巢、肾结石急性发作、偏头痛、三叉神经痛、肋间神经痛等。

◆ 4. 小柴胡汤（《伤寒论》《金匮要略》）

【常用剂量】柴胡15克，黄芩10克，制半夏10克，人参10克或党参 12 克，生甘草 6 克，干姜 6 克，红枣 20 克。

【煎服法】以水 1100 毫升，煮沸后调文火再煎煮 40 分钟，取汤液 300 毫升，分 2～3 次温服。感冒发烧者，可根据病情日服 4 次，以得汗为度；恶心呕吐者，服药量不易过大。

【体质要求】患者体型中等或偏瘦，面色微暗黄，或青黄色，或青白色，缺乏光泽。肌肉比较坚紧。主诉以自觉症状为多。对气温等外界环境的变化敏感，四肢多冷，情绪波动较大，食欲易受情绪的影响。女性月经周期不准，经前多见胸闷、乳房胀痛结块等。胸胁部苦闷感或有压痛，易于恶心呕吐，易患发热性疾病、过敏性疾病、免疫性胶原性疾病、结核性疾病、内分泌疾病、肝胆系统疾病以及精神神经系统疾病，疾病多反复往来，容易慢性化。

【主治疾病谱】病毒性感冒、结核、支气管炎、肺炎、胆囊炎、肾盂肾炎、产后感染等引起的发热、支气管炎、支气管哮喘、支气管扩张、急慢性胆囊炎、胃炎、类风湿性关节炎、强直性脊柱炎、干燥综合征、系统性红斑狼疮、病毒性肝炎、病毒性角膜炎、腮腺炎、单纯疱疹、带状疱疹、扁平疣、过敏性皮炎、荨麻疹、异位性皮炎、过敏性鼻炎、支气管哮喘、淋巴结肿大、淋巴结炎、淋巴结核、肿瘤的淋巴结转移、慢性淋巴细胞白血病、恶性淋巴瘤、耳鸣耳聋、中耳炎、结膜炎、葡萄膜炎、虹膜睫状体炎、鼻窦炎、口唇炎、肿瘤化疗、手术以后的调理、甲状腺炎、甲亢和甲减等。

◆ **5. 柴胡加龙骨牡蛎汤（《伤寒论》）**

【常用剂量】柴胡 12 克，制半夏 12 克，党参 12 克，黄芩 6 克，茯苓 12 克，桂枝 6 克，肉桂 6 克，龙骨 12 克，牡蛎 12 克，制大黄

6 克，干姜 6 克，红枣 15 克。

【体质要求】体格中等或偏瘦，营养状况中等。面色黄或白，抑郁神情，表情淡漠，疲倦貌。主诉以自觉症状为多，但体检无明显器质性改变。大多伴有睡眠障碍，多噩梦，易惊，不安感，食欲不振，意欲低下、乏力、畏冷，大便或便秘或腹泻，或有关节疼痛。脉多弦，胸胁苦满，两胁下按之有抵抗感。

【主治疾病谱】抑郁症、焦虑症、双相情感障碍、惊恐障碍、神经衰弱、更年期综合征、精神分裂症、小舞蹈病、帕金森病、癫痫、多动症、偏头痛、脑胶质瘤术后、脑震荡后综合征、慢性疲劳综合征、高血压、脑动脉硬化、脑萎缩、老年性痴呆、肺结核、慢性胃炎、肠易激综合征、心律不齐、出汗异常、三叉神经痛、面肌痉挛、带状疱疹后遗神经痛、甲状腺机能亢进、甲状腺瘤术后、脱发、尿失禁、神经性耳鸣、性功能障碍、慢性前列腺炎等。

◆ 6. 黄芪桂枝五物汤（《金匮要略》）

【常用剂量】生黄芪 60 克，桂枝 10 克，肉桂 10 克，白芍 10 克，赤芍 10 克，生姜 30 克或干姜 10 克，大枣 20 克。

【体质要求】本方多用于中老年人。中老年人的头痛、胸痛、身痛、肢麻等，均可考虑使用本方，其人多肌肉松弛，皮肤缺乏弹性，腹部按之松软，下肢多有浮肿，平时缺少运动，食欲虽好，但容易疲乏、头晕、气短，尤其是在运动时更感力不从心，甚至出现胸闷胸痛，或头晕眼花。运动心电图常提示心肌缺血。面色黄暗，也有见暗红者，其舌质多淡红或淡胖或紫暗。两下肢多浮肿。

【主治疾病谱】高血压、动脉硬化、冠心病、心绞痛、椎基底动

当代经方名家临床之路（第 2 版）

脉供血不足、腰椎间盘脱出、颈椎病、骨质增生症、肩周炎、中风后遗症、糖尿病性周围神经炎、血管闭塞性脉管炎、多发性大动脉炎（又称无脉症）、多发性末梢神经炎、硬皮病、皮肌炎、面神经麻痹、肢端血管舒缩功能障碍、不易愈合的伤口、产后自汗盗汗、产后身痛、产后指掌麻胀、产后足痿、肥胖症、小儿多汗症、慢性鼻炎、老人感冒等。

◆ 7. 薯蓣丸 （《金匮要略》）

【常用剂量】山药30克，当归10克，桂枝10克，神曲10克，熟地黄10克，大豆黄卷10克，炙甘草6克，生晒参10克，川芎10克，白芍10克，白术10克，麦门冬15克，杏仁10克，柴胡10克，桔梗10克，茯苓10克，阿胶10克，干姜10克，白蔹10克，防风10克，大枣30克。

【煎服法】以水1500毫升，煮沸后调文火再煎煮40分钟，取汤液400毫升，再加水800毫升左右，文火再煎煮30分钟，又取汤液200毫升，与前次的400毫升混合，得汤液600毫升，分4次2日温服。也可按原书剂量做成蜜丸或膏滋药长时间服用。

【体质要求】体形消瘦干枯，贫血貌，疲惫乏力，头晕眼花，多伴有低热，心悸气短，食欲不振，骨节酸痛，容易感冒，大便不易成形。脉细弱，舌淡嫩。多见于高龄老人、肿瘤手术化疗以后、胃切除后、肺功能低下、大出血以后、极度营养不良者。

【主治疾病谱】恶性肿瘤患者、贫血（如缺铁性贫血、再生障碍性贫血等）、慢性胃肠病、结核病、矽肺、肺气肿、肌肉萎缩、老年性痴呆。

◆ 8. 泻心汤 （《金匮要略》）

【常用剂量】大黄 10 克，黄连 5 克，黄芩 10 克。

【煎服法】以水 1100 毫升，煮沸后调文火再煎煮 40 分钟，取汤液 450 毫升，分 3 次温服。也可用沸水泡服。

【体质要求】体型壮实，面色潮红而有油光，腹部充实有力，头痛头昏，易于鼻衄，或上腹部不适，大便干结或便秘，舌质暗红。体检血压、血脂、血液黏度高者。

【主治疾病谱】咯血、吐血、衄血、子宫出血、痔疮出血、眼底出血、肠出血、血尿、牙龈出血、脑溢血、肠伤寒、急性细菌性痢疾、脑炎、麻疹、斑疹伤寒、猩红热、头面部的疖肿、结膜炎、扁桃体脓肿、牙周炎、牙周脓肿、毛囊炎、高血压、动脉硬化、脑卒中、脑梗死、精神分裂症、失眠、焦躁症、抑郁症、癫痫、癔病、三叉神经痛等。

◆ 9. 八味解郁汤 （自拟方）

【处方】柴胡 15 克，白芍 15 克，枳壳 15 克，生甘草 5 克，姜制半夏 15 克，厚朴 15 克，茯苓 15 克，苏梗 15 克。

【体质要求】柴胡体质与半夏体质的结合体，患者形体大多中等或偏瘦，脸色偏黄而缺乏正常的光泽，大多血压偏低，生性敏感，办事谨慎，平时非常关心自己的身体，怕风冷，忌口讲究，但症状甚多，易恶心呕吐，如刷牙或见秽物时，或精神压抑时容易出现恶心，易于晕车等。易胸闷不舒，手足常冷，咽喉异物感，容易腹胀

当代
经方名家
临床之路
（第2版）

腹痛，矢气后方觉舒适。小腿容易抽筋，大便或干或稀不定，或头痛，或身痛而无定处。女性有乳腺小叶增生或经前乳胀、痛经等。舌质淡润，舌体胖大而有齿痕，舌苔白而不厚。易失眠、焦虑、多疑、恐惧、易惊、忧虑、抑郁、疼痛等，症状多受情绪的影响。

【主治疾病谱】神经症、神经性呕吐、神经性尿频、神经性皮炎、肠易激综合征、心因性勃起功能障碍、围绝经期综合征、癫痫、抑郁症、震颤麻痹、血管神经性头痛、妇人痛经、慢性尿路感染、咽喉炎、扁桃体炎、食管炎、喉源性咳嗽、急慢性支气管炎、急慢性胆囊炎、胆结石、急慢性胃肠炎、胃下垂、功能性消化不良、肋间神经痛、肋软骨炎、尿路结石等。

◆ 10．八味除烦汤 （自拟方）

【处方】山栀子 15 克，黄芩 10 克，连翘 15 克，枳壳 15 克，制半夏 15 克，茯苓 15 克，厚朴 15 克，苏梗 15 克。

【煎服法】以水 1100 毫升，煮沸后调文火再煎煮 40 分钟，取汤液 300 毫升，分 2～3 次温服。

【体质要求】患者多面容滋润，唇舌多红。主诉以失眠、胸闷、腹胀为多。易急躁、焦虑、多疑多虑、惊恐等。易烘热汗出，常有夜汗；易恶心呕吐，易心慌心悸，易头胀痛，易咽喉肿痛，易小便涩痛，或有鼻衄。女性可有痛经等。脉多滑数。

【主治疾病谱】围绝经期综合征、焦虑症、血管神经性头痛、妇人痛经、痤疮、咽喉炎、扁桃体炎、食管炎、急慢性胃肠炎、喉源性咳嗽、急慢性支气管炎、支气管哮喘、舌痛证、小儿厌食、小儿过敏性紫癜等。

黄煌教授经方相关言论选

◆学中医关键是学眼光，学思路，学方法。没有挑剔的目光，没有科学的方法，没有实事求是的态度，是学不到真正的中医的。用学文的方法，用信教的态度，用经商的手段，用理政的标准，均不能得到实实在在的能看病的中医。

◆学经方并不需要绝顶聪明的头脑，但需要实实在在的眼光。

◆经方是几千年流传至今被反复使用的经典名方，它蕴含着古代经典医学认识人体治疗疾病的思想方法，是中医的根本和灵魂，是中医学的规范和基础。

◆学好中医，选择门径是关键，而以从经方入门最容易。

◆学中医，经方是基础，临床是关键。

◆只有经过黑暗摸索的人才知道光明的可贵，只有在学习中医过程中苦闷的人才能感受经方医学的清新与简洁！

◆经方虽不是中医学的全部，但应该说是中医学的精华所在，古代中国人使用天然药物的智慧和经验大都凝聚在此。

◆经方医学是一支重实证、重实效、重临床、具有鲜明学术个性的中医学术流派。

◆经方医学强调方证相应，重视药物及其配伍的研究，重视临床技术的研究，以擅用经方大剂为临床特色，学术个性鲜明。

◆方证相应与药证相应，体现了经方的极为严格的经验性，这是中医辨证论治的基本内容。

◆证是证据，是安全、有效使用方药的证据。这个证据，由两部分构成。第一是疾病，包括现代医学诊断的疾病，也包括古代中医认识的古病名，也包括尚未认识的一些症候群与综合征，甚至是一些症状；第二是体质，包括体型体貌特征及行为心理的特征等内容。

◆经方临证思维是未识方证，先辨"药人"。即寻找和辨别某种药证方证的出现频率比较高的体质类型，以此作为辨方证的先导。

◆中医要提倡一种直白的、规范的、实证的表述方法及现代中医语言，要让青年们一听就懂，一用就会，对错一试就明，而且能不断充实，不断发展，不断修正。

◆树立青年中医的自信心，是振兴中医事业的关键之举。而自信心的建立，在于疗效的亲身体验。

◆我敬佩经方家，是因为他们直率质朴而不浮华，务真求实而不虚假；他们既有深邃的思想，又有扎实的实践；他们富有救死扶伤的责任感和继承发扬中医药学的使命感。经方家的身上透发出超越时代的非凡魅力，他们代表着中医药的灵魂和希望！

黄　煌——经方不朽　大道永恒